Dr. Nicolai Worm
Melanie Kiefer

Die 50 besten Fettleber-Killer

Leberfasten nach Dr. Worm

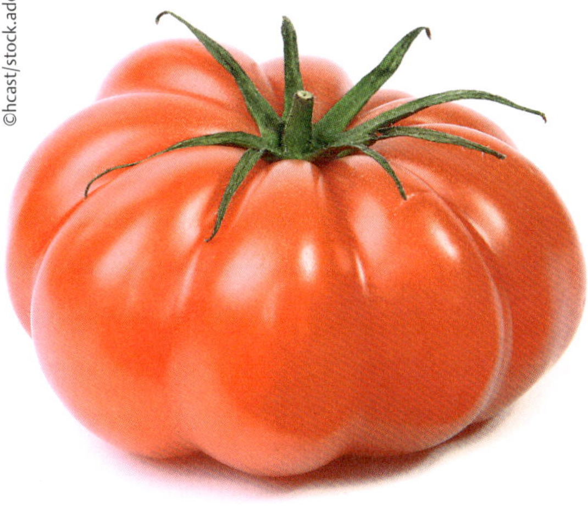

TRIAS

5 **Liebe Leserinnen, liebe Leser**

9 Basiswissen zur Fettleber

10 **Wissenswertes über die Fettleber**

21 Die 50 besten Fettleber-Killer

22 **Fettleber ade!**
22 Nutzen Sie Ihre nächtliche Fastenzeit
23 Setzen Sie auf Eiweißpower
23 Sagen Sie dem »Abendbrot« ade
24 Überspringen Sie Zwischenmahlzeiten
25 Vergessen Sie das Kalorienzählen
26 Meiden Sie Hungermacher
28 Immer her mit dem Ballast
30 Ein Hoch auf Chicorée, Löwenzahn & Co.
30 Hafer hat's in sich
31 Cholin – das Gelbe vom Ei
32 Taurin verleiht der Leber Flügel
32 L-Carnitin – der Turbo für Ihre Fettverbrennung
33 Vitamin E – der Schutzschild für die Leber
34 Sparen Sie nicht an wertvollem Fett
35 Oft reichen schon 4 bis 5 Kilo weniger
37 Shake it, Baby!
42 Fruchtzucker – die zuckersüße Gefahr
44 Ketogene Kost – mehr als ein Hype
45 Leberfreundliches Essen außer Haus
47 Vorsicht vor flüssigen Dickmachern
47 Wasser marsch
48 So meistern Sie auch Feste leberfreundlich
49 Ein Gläschen in Ehren
49 Nutzen Sie resistente Stärke
50 It's Coffee Time!!

51 Heizen Sie Ihrem Stoffwechsel ein
51 Führen Sie ein »bewegtes« Leben
52 Werden Sie zum Schrittesammler
53 Planen Sie sportliche Ich-Zeit ein
53 Lassen Sie Ihre Muskeln spielen
54 Verdienen Sie sich Ihre Kohlenhydrate
55 Vertrauen Sie sich Bewegungs-Profis an
56 Schenken Sie Ihrem Bauch Beachtung
57 Verlassen Sie sich nicht auf gute Leberwerte
59 Machen Sie den Leber-Check
59 Die Waage – Ihr Verbündeter
60 Eine große Hilfe: kompetente Ernährungsberater
61 Werden Sie zum Genießer
62 Klein, aber oho
62 Gute Planung ist der halbe Erfolg
63 Lassen Sie sich nicht von Ihrem Appetit verführen
64 Setzen Sie Ihr Gewohnheitstier vor die Tür
65 Besonders schädlich: negativer Stress
66 Hilfen gegen Stress
67 Verkürzen Sie Ihre »Sprechzeit«
68 Erteilen Sie sich abends Bildschirm-Verbot
69 Suchen Sie sich Verbündete
69 Tanken Sie regelmäßig Sonne
70 Glimmstängel ade!
71 Feiern Sie auch »kleine« Erfolge

74 **Köstliche Rezepte gegen die Fettleber**

86 **Stichwortverzeichnis**

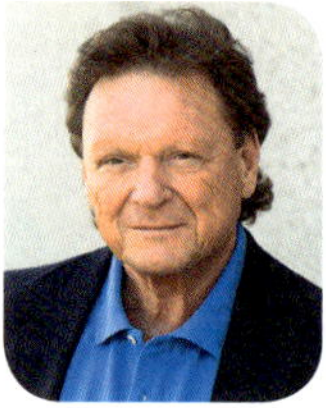

Dr. Nicolai Worm gehört zu Deutschlands bekanntesten Ernährungswissenschaftlern. Nach seinem Studium der Ökotrophologie ist er seit 1986 selbstständig unter anderem als wissenschaftlicher Berater und Dozent tätig. Zwischen 2008 und 2020 war er Professor an der Deutschen Hochschule für Prävention und Gesundheitsmanagement (DHPG) in Saarbrücken. Man kennt ihn unter anderem als Entwickler der LOGI-Methode und des Flexi-Carb-Konzepts. In den letzten 15 Jahren hat er den Schwerpunkt seiner Arbeit auf die Erforschung und Behandlung der nichtalkoholischen Fettleber gelegt. Er hat zahlreiche erfolgreiche Bücher und Artikel zu verschiedenen ernährungsmedizinischen Themen verfasst.

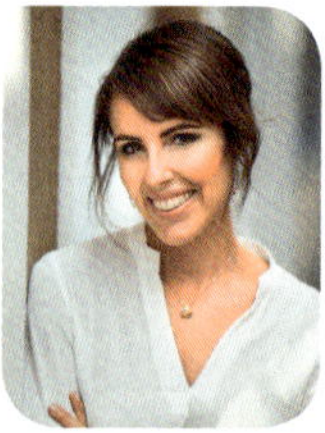

Melanie Kiefer studierte Ernährungswissenschaften (Bachelor of Science) an der Universität Hohenheim und anschließend Prävention und Gesundheitsmanagement (Master of Arts) an der Deutschen Hochschule für Prävention und Gesundheitsmanagement in Saarbrücken (DHfPG). Bereits mit ihrer Masterarbeit hatte sie sich auf die nichtalkoholische Fettlebererkrankung spezialisiert und widmet sich seitdem diesem Thema schwerpunktmäßig – insbesondere im Zusammenhang mit Typ-2 Diabetes. Seit 2013 arbeitet sie als Projektmanagerin bei der Bodymed AG und betreut dabei insbesondere das Konzept Leberfasten nach Dr. Worm®.

Liebe Leserinnen, liebe Leser,

in den letzten Jahren berichteten die Medien gelegentlich über die »Fettleber«, allerdings längst nicht genügend, um das Bewusstsein bei Verbrauchern und in der Ärzteschaft so zu schärfen, wie es dieser Krankheit gebührt.

Die Fettleber – wobei hier nicht die alkoholisch bedingte Fettleber gemeint ist, die erfreulicherweise relativ selten vorkommt, sondern die »nicht-alkoholische Fettleber« breitet sich weltweit immer mehr aus. Inzwischen sind rund 25% der Weltbevölkerung von ihr betroffen. Eine aktuelle repräsentative Untersuchung aus Mecklenburg-Vorpommern hat sogar bei 42 Prozent der Erwachsenen eine nicht-alkoholische Fettleber festgestellt. Und auch im Kindes- und Jugendalter nimmt ihr Vorkommen erschreckend zu. Die nicht-alkoholische Fettlebererkrankung hat sich folglich zu einer wahren Volkskrankheit entwickelt.

Die Ursachen sind unser hochtechnisierter Lebensstil in Kombination mit »moderner« Ernährung. Auch wenn Sie vielleicht gehört oder gelesen haben, dass eine Fettleber eher harmlos sei, lassen Sie sich eines Besseren belehren. Schon lange ist bekannt, dass sich die nicht-alkoholische Fettlebererkrankung bzw. NAFLD (abgeleitet vom Englischen Non Alcoholic Fatty Liver Disease) entzünden kann. In der Fachsprache mit »nicht-alkoholischer Steatohepatitis« bezeichnet, kann aus einer entzündeten Fettleber langfristig eine Leberzirrhose entstehen, was wiederum das Risiko für Leberkrebs erhöht. Nach den neusten Erkenntnissen ist die NAFLD aber auch die entscheidende Weiche hin zur Entstehung des Typ-2-Diabetes. Und sie ist ein unabhängiger Risikofaktor für Herz-Kreislauf-Erkrankungen. Das kommt nicht von ungefähr: Die Leber ist unser wichtigstes Stoffwechselorgan. Verfettet sie, kann sie ihren wichtigen Aufgaben nicht mehr nachkommen – und entzündet sie sich zusätzlich, wird sie zur tickenden Zeitbombe. Dann ist der gesamte Stoffwechsel und auch das Immunsystem schwer gestört.

Wir schreiben dieses Buch im Frühjahr 2020 und die Welt steckt geschockt und tief besorgt inmitten der Corona-Krise. Viele Millionen sind infiziert, Hunderttausende an oder mit der Virusinfektion verstorben. Im Laufe der letzten Wochen gelangten immer mehr Zusammenhänge und Hintergründe an die Öffentlichkeit. Besonders häufig betroffen von schweren Verläufen der Infektion sind Senioren und Übergewichtige, Diabetiker und Menschen mit Bluthochdruck. Weiterführende Studien belegten, dass bei dieser Virusinfektion die Fettleber eine entscheidende Rolle spielt: Wer sich mit COVID-19 angesteckt hat und gleichzeitig eine Fettleber aufweist, hat ein 400 bis 700 Prozent erhöhtes Risiko für einen besonders schweren Verlauf

– und zwar völlig unabhängig davon, ob Übergewicht oder Fettleibigkeit vorliegen.

Dieser Befund mag selbst für viele Mediziner spannend und überraschend sein – für uns Autoren weniger, da wir uns seit Jahren dem Thema Fettleber professionell widmen und entsprechende ernährungstherapeutische Konzepte in Wort und Schrift empfehlen. Der TRIAS Verlag hat bereits zwei praxisrelevante Bücher zu unserer sehr erfolgreichen Ernährungstherapie »Leberfasten« veröffentlicht. Mit diesem »Fettleber-Killer« wollen wir Ihnen nun kurz und knackig einfache, aber relevante Tipps mitgeben, um dieser Volkskrankheit Herr zu werden.

Ihre Melanie Kiefer (vormals Teutsch) und
Ihr Nicolai Worm

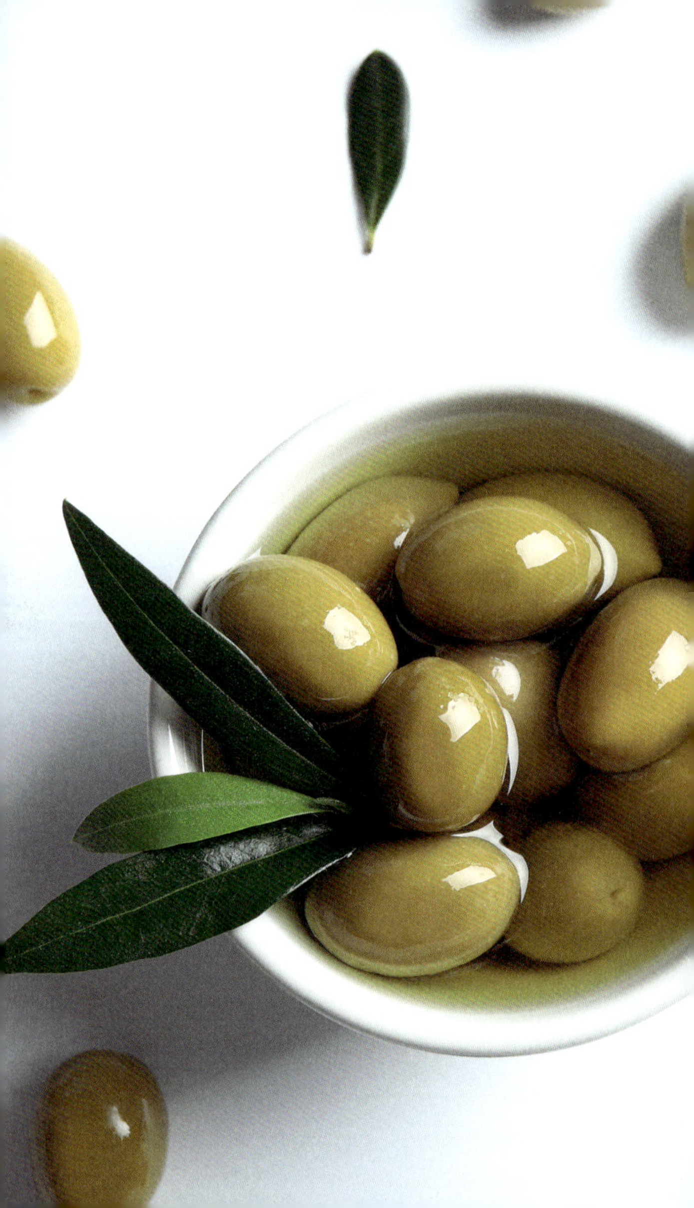

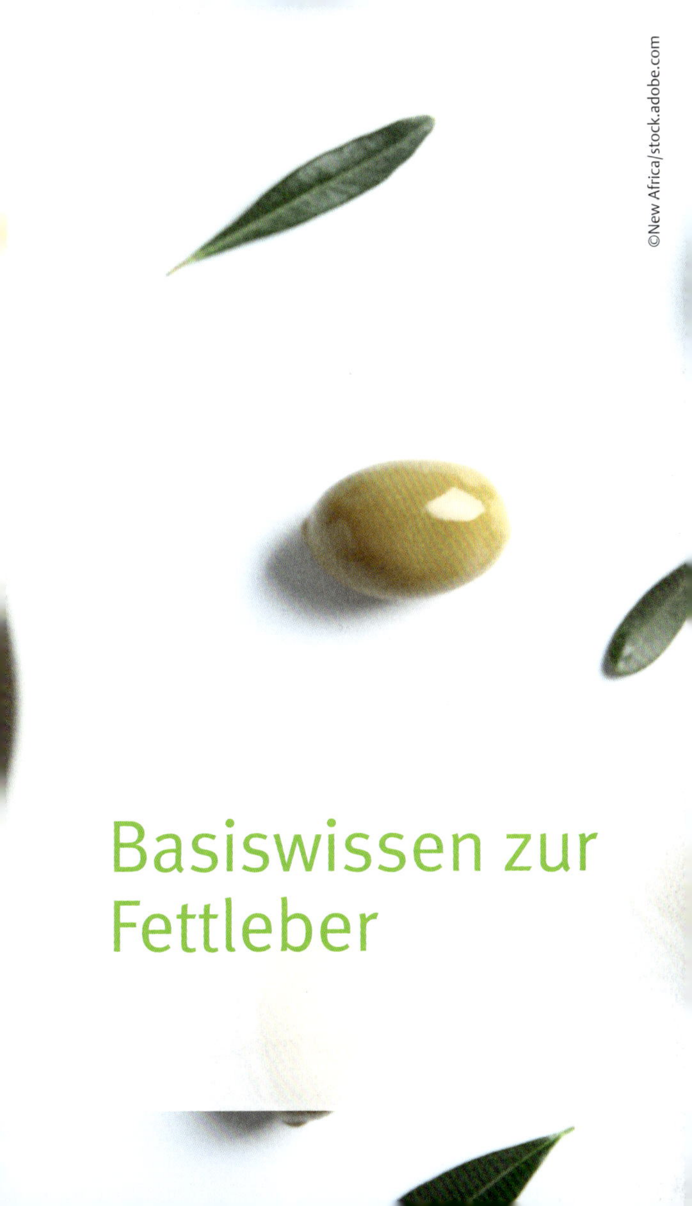

Basiswissen zur Fettleber

Wissenswertes über die Fettleber

Woher kommt die Fettleber und was können Sie dagegen tun? Antworten auf diese wichtigen Fragen finden Sie auf den folgenden Seiten.

Hat Ihre Ärztin oder Ihr Arzt bei Ihnen eine Fettleber festgestellt? Unter Umständen haben Sie dann die Einschätzung gehört, dies sei gar nicht so tragisch, und den Rat bekommen, einfach in Zukunft weniger Fett zu essen …

Falscher geht es nicht! Nach neuesten wissenschaftlichen Erkenntnissen ist die Fettleber ein enormes Gesundheitsrisiko. Einerseits drohen Leberzirrhose und Leberkrebs und andererseits ist sie die Basis für Typ-2-Diabetes und fördert zudem Herz-Kreislauf-Erkrankungen, die immer noch an erster Stelle der Todesursachen bei uns stehen.

Das Fett auf dem Teller hat mit hoher Wahrscheinlichkeit wesentlich weniger an der Entstehung Ihrer Fettleber Schuld als die süßen und stärkereichen Speisen oder zuckerhaltigen Getränke, die Sie zu sich nehmen.

Wann spricht man von einer Fettleber?

Auch wenn es nicht zu ihren Aufgaben gehört, kann die Leber dauerhaft ungewöhnlich viel Fett einlagern. Man unterscheidet folgende Schweregrade:

- leichtgradige Fettleber: Weniger als ein Drittel der Leberzellen sind verfettet.
- mäßige Fettleber: Mehr als ein Drittel, aber weniger als zwei Drittel der Leberzellen sind verfettet.
- schwere Fettleber: Mehr als zwei Drittel der Leberzellen sind verfettet.

Vorsicht: Gesundheitlich relevant wird es bereits ab 5 Prozent Verfettung. Hier spricht man von einer Fettleber, in der Fachsprache »Steatohepatitis«.

Ursachen? Alkohol oder Wohlstand

Man unterscheidet die alkoholische von der nicht-alkoholischen Fettleber. Ein chronisches Übermaß an Alkohol ist die Ursache der alkoholischen Fettleber. Alkohol ist sehr energiereich und beim Abbau in der Leber werden Fettsäuren gebildet und dort gespeichert. Abbauprodukte des Alkohols sind toxisch und können die Leber so nachhaltig stören, dass die hochspezialisierten Leberzellen in Bindegewebe umgebaut werden. Die langfristige Folge: Leberzirrhose.

Bei Frauen liegt die kritische Grenze im Schnitt bei 20 Gramm Alkohol pro Tag, bei Männern bei 30 Gramm.

Letzteres entspricht ungefähr 0,3 Liter Wein oder 0,75 Liter Bier. Nicht alle, die regelmäßig viel Alkohol konsumieren, bekommen eine Fettleber. Das liegt an der persönlichen Empfindlichkeit und der individuellen Ausstattung mit Alkohol abbauenden Enzymen. Weiterhin ist auch entscheidend, ob neben dem Zuviel an Alkohol bereits Zucker- oder Fettstoffwechselerkrankungen vorliegen. Und natürlich spielt auch die Dauer des vermehrten Alkoholkonsums eine Rolle.

Die nicht-alkoholische Fettlebererkrankung ist dagegen eine »Wohlstandserkrankung«, die durch den modernen Lebens- und Ernährungsstil bedingt ist. In der Fachliteratur wird bzw. wurde sie bis vor Kurzem mit dem Kürzel NAFLD benannt, was vom Englischen Non Alcoholic Fatty Liver Disease abgeleitet ist. Für ihre Entstehung spielt das Missverhältnis zwischen Kalorienzufuhr und Kalorienverbrauch eine wesentliche Rolle. Aber auch die Zusammensetzung der Nahrung – insbesondere zu viele Kohlenhydrate bei zu wenig Bewegung – trägt entscheidend dazu bei. In alten Büchern steht, Gänse müsse man »nudeln«, um eine Stopfleber zu produzieren. Das funktioniert auch bei uns Menschen sehr gut …

Von der NAFLD zur MAFLD

Die NAFLD geht sehr häufig mit den Stoffwechselstörungen einher oder bedingt sie sogar, die man in der Fachsprache als »metabolisches Syndrom« (MetS) bezeichnet. Typisch für das MetS sind ein erhöhter Nüchtern-Blutzucker, erhöhte Blutfette (Triglyceride), erhöhter Blutdruck und ein niedriges HDL-Cholesterin. Davon geht ein massiv erhöhtes Risiko für Typ-2-Diabetes und Herz-Kreislauf-Erkrankungen aus. Konsequenterweise wurde kürzlich der Begriff für diese Lebererkrankung abgeändert. Sie wird nun als »Metabolisch assoziierte Fettlebererkrankung« bezeichnet – im Englischen »Metabolically Associated Fatty Liver Disease« – mit der entsprechenden Abkürzung MAFLD. Wir schließen uns dem an und verwenden im Folgenden nur noch MAFLD.

Insulin – die Dosis macht das Gift

Dieses Hormon, das in der Bauchspeicheldrüse produziert wird, erfüllt viele Aufgaben. Die bekannteste ist, dafür zu sorgen, dass nach Spaltung der verdaulichen Kohlenhydrate in Zucker und seiner Aufnahme in den Blutkreislauf, dieser in unsere Muskel- und Leberzellen eingeschleust wird. Mithilfe von Insulin werden überdies auch die Proteinbausteine (Aminosäuren) in unsere Muskeln und die Fettsäuren in die Fettzellen eingebaut. Allerdings wird für keine Nährstoffaufnahme im Durchschnitt so viel Insulin benötigt wie für die heute so typischen großen Mengen an Kohlenhydraten, das heißt an Stärke und Zucker. Je raffinierter und ballaststoffärmer die kohlenhydrathaltigen Nahrungsmittel sind, desto schneller und stärker steigt der Blutzucker und desto mehr Insulin wird in das Blut ausgeschüttet.

Insulinresistenz

Bei unserem modernen Lebensstil – zu wenig Bewegung, Fettleibigkeit, Schlafmangel, Sonnenlichtmangel, negativer Stress, Rauchen usw. – entwickelt sich bei vielen Betroffenen eine Störung: Die Zellen reagieren nicht mehr adäquat auf Insulin. Das notwendige Insulinsignal kommt nicht an – genannt Insulinresistenz. Als Folge kreist der Zucker zunächst weiterhin im Blut. Rezeptoren im Kreislaufsystem melden das dem Gehirn. Das befiehlt der Bauchspeicheldrüse, schnell die Insulin-Ausschüttung zu steigern. Mit erhöhter Insulinkonzentration verstärkt sich rasch das Signal und das System funktioniert wieder – zumindest eine Weile: Die Insulinresistenz wird akut durchbrochen und der Zucker wandert in die Körperzellen, die Blutzuckerkonzentration sinkt auf Normalwerte.

Hyperinsulinämie und seine Folgen

Je länger wir aber dem bequemen, kaloriengeschwängerten Lebensstil frönen, desto insulinresistenter werden wir und desto mehr Insulin ist nach jeder Mahlzeit notwendig, um die Insulinresistenz der Zellen zu durchbrechen. Zunächst reicht vielleicht die drei- bis fünffache Menge aus. Ein paar Jahre später muss die Bauchspeicheldrüse vielleicht schon das Zehnfache leisten – und das, ohne dass wir etwas davon bemerken. Diese nach dem Essen über viele Stunden anhaltende, krankhaft hohe Insulinkonzentration im Blut (Hyperinsulinämie) hat allerdings unerwünschte Nebenwirkungen: Damit werden in der Leber (und im Fettgewebe) Gene aktiviert, die einen großen Teil der

Kohlenhydrate aus der Nahrung nun in Fett umwandeln – und das selbst ohne Kalorienüberschuss.

Wichtig: Egal ob aus der guten Kartoffel, dem gesunden Vollkornbrot, dem Vollwert-Müsli, dem knackigen Vollkornkeks oder den bunten Smoothies – ein Großteil der verdaulichen Kohlenhydrate landet bei einem krankhaft hohen Insulinspiegel als pures Fett in den Fettdepots –, und das geht auch nicht ewig gut!

Wenn das Fettgewebe streikt

Der wichtigste Speicher für Fett ist unser Unterhautfettgewebe. Doch wenn sich dort die Fettzellen zu schnell und zu stark füllen und an ihre individuelle Ausdehnungsgrenze gelangen, geraten sie in Stress und werden »krank«. Dann kann das Unterhautfettgewebe nicht mehr adäquat Fett speichern. Es läuft wieder aus – wie ein überlaufendes Fass. Nun müssen alternative Speicherplätze gefunden werden. Das sind vor allem die Bauchhöhle und die dort befindlichen Organe – allen voran die Leber.

Es gibt noch andere, seltenere Ursachen für eine Fettleber, die hier nicht weiter abgehandelt werden:

- Medikamente wie Acetylsalicylsäure, Kortikosteroide, Tetrazykline
- Gifte wie Pilzgifte, Phosphor
- Eiweißmangelernährung
- Schwangerschaft
- Erkrankungen wie Morbus Wilson

Wer ist betroffen?

Die MAFLD ist die häufigste Lebererkrankung in den Industrieländern. Setzt man die genauesten Diagnoseverfahren (MRS/MRT oder Biopsie) ein, findet man beispielsweise in Deutschland bei rund 40 Prozent der Erwachsenen eine MAFLD. Bei übergewichtigen Erwachsenen liegt der Anteil bei rund 70 Prozent und in der Gruppe der Typ-2-Diabetiker sind es etwa 80 Prozent. Am häufigsten entwickelt sich die MAFLD zwischen dem 40. und 60. Lebensjahr, aber es sind bereits viele übergewichtige Kinder und Jugendliche davon betroffen. Auch längst nicht alle Schlanken sind vor ihr gefeit: Rund 15 bis 20 Prozent der Normalgewichtigen haben heute schon eine MAFLD.

Viele Folge- und Begleiterkrankungen

Bei einer MAFLD erhöht sich die Wahrscheinlichkeit, einen Typ-2-Diabetes, Bluthochdruck oder Fettstoffwechselstörungen zu bekommen, was wiederum das Risiko für verschiedene Herz-Kreislauf-Erkrankungen enorm steigert. Darüber hinaus erleiden Frauen damit beispielsweise häufiger ein polyzystisches Ovar (PCO) und können keine Kinder mehr bekommen. Männer haben damit häufiger Erektionsstörungen. Und bei beiden Geschlechtern kommt es häufiger zur chronisch obstruktiven Lungenerkrankung (COPD).

Häufig bleibt es auch nicht bei der bloßen Fettleber. Die Leber kann sich zusätzlich entzünden und bis zur

Leberzirrhose weiterentwickeln. Dann droht einerseits Leberversagen und andererseits kann daraus Leberkrebs entstehen.

So werden Sie der Fettleber Herr

Es gibt bislang keine zugelassene medikamentöse Fettleber-Therapie, daher bleibt nur die gezielte Lebensstiländerung. Die effektivste Maßnahme ist dabei die Ernährungsumstellung – mit deutlichem Abstand gefolgt von intensivem Sport. Eine Kombination von beidem ist natürlich das Allerbeste. Weitere Lebensstilfaktoren wie erholsamer Schlaf, Meiden von negativem Stress, ausreichend Sonnenlicht und Nichtrauchen fördern die Entfettung der Leber zusätzlich.

Fettleber-Index checken

Einen schnell verfügbaren Hinweis darauf, ob Ihre Leber zu viel Fett eingelagert hat, erhalten Sie mit dem Fettleber-Index (FLI). Das ist ein wissenschaftlich anerkannter Wahrscheinlichkeitsrechner, den man kostenfrei sogar selbst bedienen kann. Mehr dazu erfahren Sie in unserem Tipp 35 (Seite 59).

Die Leber clever entfetten

Nehmen wir weniger Energie (Kalorien) auf, als wir benötigen, gleicht der Körper das Energiedefizit aus: Er baut Fettreserven ab und die dort gelagerten Fettsäuren werden in den Zellen zur Energiegewinnung verheizt – so läuft das berühmte »Abspecken«. Häufig heißt es, man müsse 10 oder 20 oder noch mehr Kilogramm abspecken, um das Fett in der Leber los zu werden. Das ist eine völlig veraltete Sicht! Wenn man es richtigmacht, genügen oft schon wenige Kilogramm. Mit jeder bekannten Diätform können Sie abspecken bzw. die Leber entfetten. Doch eine zeichnet sich besonders aus – weil sie besonders effektiv ist, weil sie gut schmeckt und man sie auch langfristig am ehesten durchhält: die mediterran gestaltete kohlenhydrat-reduzierte Diät, auch als »mediterranes Low-Carb« bezeichnet. Zusätzlich gibt es gewisse Nahrungsmittelbestandteile, die direkt oder indirekt dazu beitragen, die Leber zu entfetten und sie wieder funktionsfähiger zu machen. Mehr dazu erfahren Sie in unseren 50 Killer-Tipps (ab Seite 22). Und nicht nur das: Wir haben auch noch eine absolute Geheimwaffe für Sie: Hepafast®, eine spezielle Formula-Diät mit leberaktiven Wirk- und Ballaststoffen zur optimalen Leberentfettung – sie gehört nicht ganz zufällig zum Konzept »Leberfasten nach Dr. Worm«. Mehr dazu im Special-Killer-Tipp (Seite 38). Nur so viel sei an dieser Stelle bereits verraten: Das Leberfasten-Konzept wurde nicht nur bereits von Tausenden Betroffenen durchgeführt, sondern auch an Universitäten in Deutschland und Österreich wissenschaftlich überprüft und als sehr wirksam bei Menschen mit nicht-alkoholischer Fettleber und damit zusammenhängenden Erkrankungen wie Typ-2-Diabetes dokumentiert. Wissenschaftlich Interessierte finden hier eine aktuelle Zusammenfassung der Erkenntnisse: https://www.mdpi.com/2072-6643/12/5/1316

Vertrauen Sie Ihre Gesundheit nur Experten an

Für eine ernsthafte Therapie vertraut man sich am besten speziell geschulten Medizinerinnen und Ernährungsberatern an. Auf dieser Website kann man mit Eingabe der Postleitzahl entsprechende Therapeuten finden, die das Leberfasten nach Dr. Worm anbieten: www.leberfasten.com

Eine umfassende Betreuung vor Ort ist schon deshalb wichtig, weil bei der von uns vorgeschlagenen Ernährungsweise erhöhte Blutzucker-, Blutdruck- und Blutfettwerte sinken werden und bereits dagegen eingenommene Medikamente vom Arzt neu eingestellt werden müssen. Hinzu kommen regelmäßige Kontrolluntersuchungen, um die Fortschritte der Therapie überprüfen zu können.

Und selbst, wenn Ihr Stoffwechsel unter dem Leberfasten keine nennenswerten Entgleisungen aufzeigt, besitzt die kompetente Betreuung viele Vorteile: Sie haben bei allen individuellen Fragen einen erfahrenen Ansprechpartner, erhalten wichtige Tipps sowie individuelle Ratschläge – ideale Voraussetzungen, damit die erzielten positiven gesundheitlichen Effekte lange andauern und keine »Eintagsfliegen« werden.

Noch mehr spannende Fakten und Hintergrundwissen rund um die MAFLD sowie köstliche leberfreundliche Rezepte finden Sie in unseren bereits im TRIAS Verlag erschienenen Büchern: »Leberfasten nach Dr. Worm« und »Die 4-Wochen-Kur gegen Fettleber«.

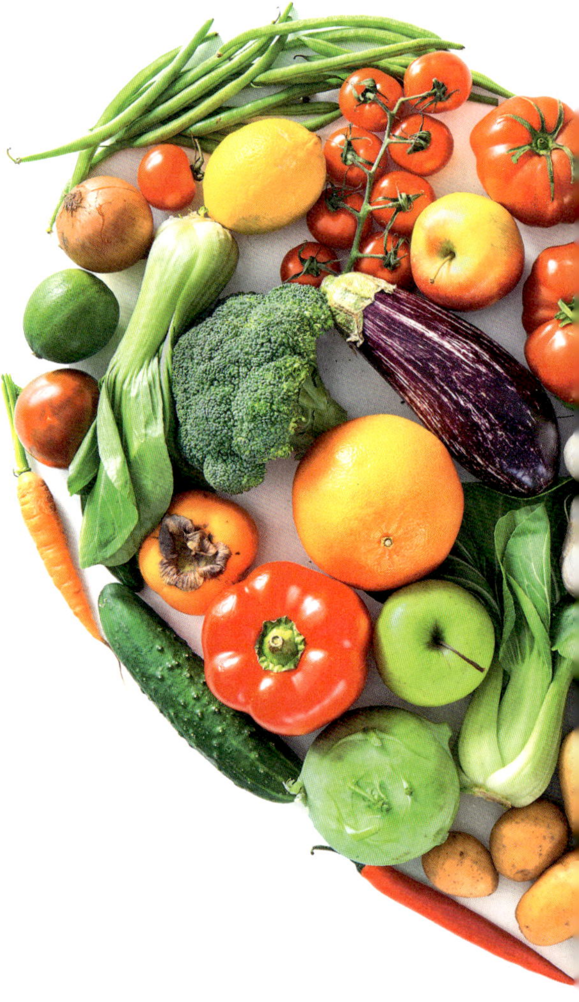

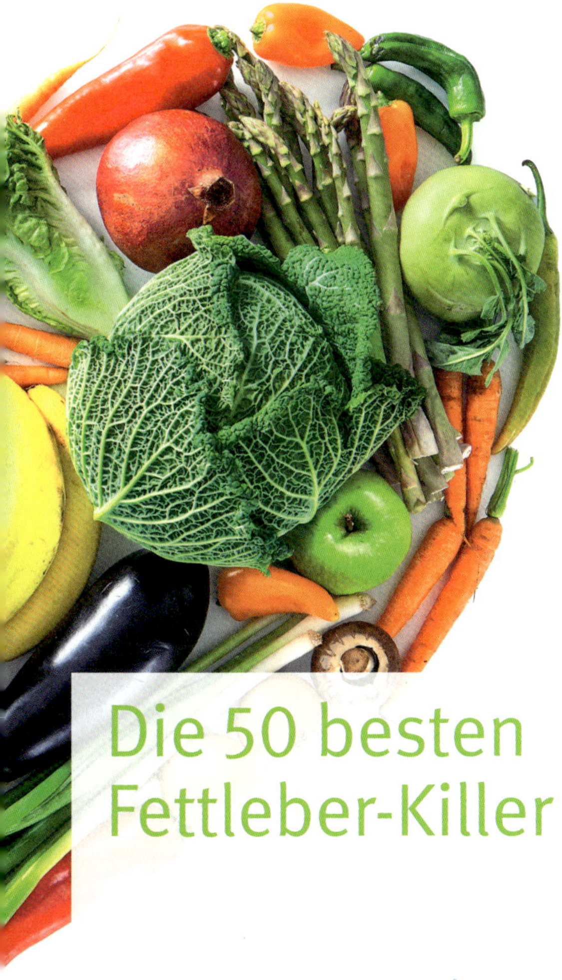

Die 50 besten Fettleber-Killer

Fettleber ade!

Was hilft am besten gegen die Fettleber? Bei unseren 50 Tipps für einen leberfreundlichen Lebensstil kommt auch der Genuss nicht zu kurz.

1 Nutzen Sie Ihre nächtliche Fastenzeit

Schlaf bedeutet für den Körper eine Fastenzeit, in der er auf seine Reserven zurückgreifen kann. So erhält unser Gehirn in der Nacht den benötigten Traubenzucker (Glukose) aus den Zuckerspeichern (Glykogen) der Leber. Je länger die (nächtliche) Fastenphase dauert, desto mehr Kohlenhydrate können morgens wieder als Glykogen in der vorher geleerten Leber gespeichert werden – und umso weniger Fett wird dort aus ihnen gebildet. Daher sollten Sie abends nicht zu spät bzw. nicht kurz vor dem Zubettgehen essen, auch keine Snacks. Zusätzlich kann ein zu spätes und üppiges Mahl Einschlafprobleme und unruhigen Schlaf zur Folge haben – und das löst wiederum Stoffwechselstörungen wie Insulinresistenz (Seite 14) aus, die eine Verfettung der Leber fördern.

2 Setzen Sie auf Eiweißpower

Eiweiß ist ein wichtiger Baustein unseres Körpers und das A und O für eine gute Muskulatur, unsere Fettverbrennungsmotoren. In vielen Studien wurde belegt, dass allein ein Mehrkonsum von Eiweiß, selbst ohne Kalorienbeschränkung, zum Fettabbau in der Leber führt – bei tierischem mehr als bei pflanzlichem Eiweiß. 20 bis 30 Prozent des Energiegehalts (Kalorien), der über Eiweiß aufgenommen wird, wird zudem direkt bei der Verdauung und Verstoffwechslung von Eiweiß verbraucht. Außerdem ist Eiweiß der beste Sattmacher unter den Nährstoffen. Und nicht zu vergessen: Ein hoher Eiweißanteil sorgt dafür, dass trotz Diät die Muskeln nicht abgebaut werden – eine ganz wichtige Voraussetzung, um einem Jo-Jo-Effekt vorzubeugen. Eiweiß gehört folglich unbedingt zu jeder Hauptmahlzeit – je 25 bis 30 g Eiweiß sind ideal. Diese Menge steckt beispielsweise in 125–150 g Fisch, Fleisch oder Geflügel, 150 g Garnelen, 3–4 Eiern oder 125–150 g Mozzarella oder Feta.

3 Sagen Sie dem »Abendbrot« ade

Zugegeben, es mag für viele bestimmt zunächst schwer vorstellbar erscheinen, auf das »Abendbrot« zu verzichten. Doch Kohlenhydrate, also die Stärke bzw. der Zucker in Brot und Backwaren, Kartoffeln, Reis und Nudeln erhöhen Ihren Blutzuckerspiegel und vor allem Ihren Insulinspiegel deutlich. Letzteres bremst die Fettverbrennung und fördert damit automatisch die Kohlenhydratverbrennung. Das gilt übrigens entgegen dem gängigen Vorurteil auch für Vollkornprodukte! Dieses Problem verstärkt sich umso mehr, je insulinresistenter Sie sind: Bei sehr hoher Ausschüttung von Insulin werden Kohlenhydrate effizienter in Fett umgewandelt – bei Menschen mit bereits bestehender Fettleber besonders effektiv. Die Fettsäuren werden in den Fettdepots an den berühmten »Problemzonen« am Bauch, in den Beinen und am Po eingelagert, und später auch an Orten, die nicht für die Fettspeicherung vorgesehen sind: die Bauchhöhle und Organe wie die Leber – und dies bleibt natürlich nicht folgenlos. Es drohen Erkrankungen wie Typ-2-Diabetes, Bluthochdruck und Fettstoffwechselstörungen.

Setzen Sie daher lieber auf köstliche und abwechslungsreiche Kombinationen aus buntem Gemüse, hochwertigem Eiweiß und guten Fetten – und das nicht nur abends! Eine gute Wahl sind beispielsweise Eierspeisen mit Gemüse, Eintöpfe wie Chili con Carne oder leichte Fisch- und Fleischgerichte mit Gemüse oder Salat – wie am Mittelmeer.

4 Überspringen Sie Zwischenmahlzeiten

Ihre neue Wohlfühlzahl lautet 3. Um Ihren Fettabbau optimal zu fördern, sollten möglichst lange Pausen zwischen den Mahlzeiten liegen – so halten Sie den Blutzucker- und Insulinspiegel möglichst lang möglichst niedrig. So kann Ihre Fettverbrennung auf Hochtouren laufen. Ideal sind vier bis fünf Stunden, in denen Sie nichts essen und nur kalorienfreie Getränke zu sich nehmen. In der Praxis entspricht dies dem bewährten Drei-Mahlzeiten-Prinzip. Sie sind kein »Frühstücker« und möchten lieber nur zwei Mahlzeiten am Tag genießen? Gar kein Problem! Mit nur zwei Mahlzeiten hat Ihr Körper sogar noch längere »Fastenphasen« zwischen den Mahlzeiten, was die Fettverbrennung zusätzlich fördern kann.

5 Vergessen Sie das Kalorienzählen

Genussvoll sättigen mit wasserreichen Lebensmitteln, lautet die Zauberformel. Unser Magen kann nämlich keine Kalorien zählen. Erst wenn er gut gefüllt ist, wird weniger vom Hungerhormon Ghrelin ausgeschüttet. Dies erreicht man bei etwa 500 g Nahrung im Magen. Das Gehirn verarbeitet diese Information und löst nach etwa 20 Minuten das Gefühl »gesättigt« aus. Daher lautet der wichtigste Tipp: Füllen Sie mindestens die Hälfte Ihres Magens, etwa 250 bis 350 g, mit wasserreichen, energiearmen Lebensmitteln wie Gemüse, Salaten, Pilzen, Beeren bzw. zuckerarmem Obst. Gemüse und Salat enthalten 90 bis 95 Prozent Wasser und deshalb durchschnittlich nur 10–15 kcal pro 100 g. Selbst mageres Fleisch, Geflügel und Fisch bestehen zu fast 80 Prozent aus Wasser und pro 100 g landen so auch nur rund 100 kcal im Magen. Zum Vergleich: In 100 g Brot stecken nur noch 44 Prozent Wasser und etwa 250 kcal. Bei Knäckebrot wiegt die

Wahrheit noch schwerer: Durch den geringen Wassergehalt von 10 Prozent liegt der Energiegehalt bei 450 kcal bei 100 g. Wer sich folglich mit Brot satt essen möchte, nimmt schnell viel zu viele Kalorien bis zum Sättigungspunkt auf.

6 Meiden Sie Hungermacher

Industriell stark verarbeitete Lebensmittel liefern haufenweise raffinierte Kohlenhydrate (Stärke und/oder Zucker), meist in Kombination mit minderwertigen Fetten. Hochwertiges Eiweiß oder gar gesundheitsförderliche Ballaststoffe sind Mangelware. Die Folge: viele Kalorien auf kleinem Raum. Es dauert viel zu lang, bis ein Sättigungsgefühl eintritt, wir fühlen uns nur kurz »befriedigt« und bekommen schnell wieder Hunger. Vermutlich spielt der natürliche Drang unseres Körpers, seinen Bedarf an Eiweiß, essenziellen Vitaminen und Mineralstoffen zu decken, dabei eine wichtige Rolle. Wir werden verführt, von diesem »fake food« viel mehr zu essen, um so an etwas mehr dieser lebenswichtigen Nährstoffe zu kommen. Außerdem sorgt es für sehr hohe Blutzucker- und Insulinspiegel.

Achten Sie deshalb auf Folgendes:

- Verwenden Sie möglichst »real food«, das heißt naturbelassene Lebensmittel. Jeder Verarbeitungsschritt raubt dem Lebensmittel wichtige Inhaltsstoffe wie Ballaststoffe und sekundäre Pflanzenstoffe.

KILLER-TIPP

Setzen Sie auf eine niedrige Energiedichte. Denn entscheidend ist nicht, wie viele Kalorien ein Nahrungsmittel hat, sondern wie viele Kalorien aus einer gemischten Mahlzeit im Magen angekommen sind, wenn wir gesättigt sind. Sättigung tritt etwa bei 500 g Mageninhalt auf – unabhängig davon, wie viele Kalorien aufgenommen wurden. Folglich kommt es beim Abspecken darauf an, bei guter Sättigung möglichst wenige Kalorien im Magen zu haben. Wir betrachten deshalb die Kalorien pro 100 g gemischter Nahrung. Liegen 100 g der gemischten Kost unter 125 kcal, spricht man von einer niedrigen Energiedichte. Das ist erwünscht. Bei einem Wert zwischen 125 und 249 kcal pro 100 g liegt die Energiedichte im mittleren und ab 250 kcal pro 100 g im hohen Bereich. Für eine niedrige Energiedichte ist ein hoher Wasseranteil des Lebensmittels viel entscheidender als der Fettanteil.

- Je kürzer die Zutatenliste ist, umso besser.
- Tappen Sie nicht in die »Healthy-Falle«: Werbung ist oft trügerisch! Müsliriegel liefern beispielsweise oft genauso viele Kalorien wie Schokoladenriegel.
- Tappen Sie nicht in die »frei-von-Falle«: Ob frei von Gluten oder Zucker oder Fett – diese künstlichen Nahrungsmittel werden garantiert durch andere Zusätze so aufbereitet, dass sie genießbar sind. Da-

KILLER-TIPP

Gewisse Nahrungsmittelbestandteile tragen direkt dazu bei, die Leber zu entfetten oder sie greifen in das gestörte Stoffwechselsystem derart günstig ein, dass sie auf Umwegen dazu beitragen, die Leber wieder »leichter« und funktionsfähiger zu machen. Dazu gehören lösliche Ballaststoffe (zu denen der Haferballaststoff Beta-Glucan und Inulin zählen), Cholin, Taurin, L-Carnitin, Vitamin E und Omega-3-Fettsäuren. Wir verraten Ihnen nachfolgend, wie sie wirken und worin Sie diese tollen Stoffe finden.

durch sind sie oft reich an unerwünschten Stoffen und Kalorien.

- Meiden Sie »Essen auf die Hand« wie Sandwiches, Brezeln, Baguettes – hier warten nur leere Kalorien und viele Kohlenhydrate auf Sie.

7 Immer her mit dem Ballast

Ballaststoffe sind für Menschen unverdauliche Nahrungsfasern. Dennoch haben sie zahlreiche positive Auswirkungen auf unseren Körper, sodass wir keineswegs auf sie verzichten sollten:

Bakterienfutter: Ballaststoffe dienen unseren Darmbakterien als »Futter«, gute und gewünschte Bakterienstämme siedeln sich an. Damit werden die Darmwand und ihre Barriere gestärkt. Das heißt: Unerwünschte Stoffe, zum Beispiel giftige Stoffwechselprodukte mancher Darmbakterien, können die Darmwand nicht mehr durchdringen und ins Blut gelangen. Das schützt wiederum die Leber vor unerwünschten Eindringlingen und Giften – einer Entzündung der Leber wird vorgebeugt.

Sättigungssignale en masse: Wasserlösliche Ballaststoffe binden im Magen-Darm-Trakt Wasser. Durch das Aufquellen im Magen wird das Nahrungsvolumen ohne zusätzliche Kalorien vergrößert und das Sättigungssignal verstärkt. Im Darm angelangt, können verschiedene Bakterien-Abbauprodukte der Ballaststoffe (kurzkettige gesättigte Fettsäuren) resorbiert werden, gelangen über das Blut zum Gehirn und dienen dort zusätzlich als Signalstoffe für eine verstärkte Sättigung und langanhaltendere Sattheit. Die längere Verweildauer von wasserlöslichen Ballaststoffen im Magen tut ihr Übriges – ein Hungergefühl stellt sich erst viel später wieder ein.

Zuckerbremsen: Die Zuckeraufnahme ins Blut wird durch Ballaststoffe verzögert und der Anstieg des Blutzucker- und Insulinspielgels gemindert. Dadurch fahren Blutzucker- und Insulinspiegel keine Achterbahn – Heißhungerattacken haben so keine Chance.

Natürliche Cholesterinsenker: Ballaststoffe binden Cholesterin aus der Nahrung und den Verdauungssäften (Gallensäuren), dadurch wird mehr Cholesterin über den Darm wieder ausgeschieden und in Folge der Cholesterinspiegel gesenkt.

Gesundheitsförderer: Ballaststoffe binden und fördern die Ausschüttung von Schwermetallen und Giftstoffen. Zudem stimulieren die durch Ballaststoffe in der Nahrung geförderten und profitierenden Bifidobakterien verschiedene Immunparameter.

8 Ein Hoch auf Chicorée, Löwenzahn & Co.

Was haben Chicorée, Löwenzahn, Schwarzwurzel, Pastinaken und Topinambur gemeinsam? In ihnen versteckt sich eine große Menge des wundervollen Ballaststoffs Inulin, der sich über mehrere Wege positiv auf unsere Sättigung auswirkt und unseren Darm stärkt. Und ein gesundes Darmmilieu verhindert wiederum Entzündungen in der Leber. Überdies verbessert Inulin den Fett- und Zuckerstoffwechsel. Falls es die oben genannten Gemüsesorten bei Ihnen nicht allzu oft auf den Teller schaffen, hier noch eine gute Nachricht: Zwiebeln, Knoblauch und Lauch enthalten auch nennenswerte Mengen Inulin und sollten daher in keinem Gericht fehlen.

9 Hafer hat's in sich

Im Hafer stecken in der äußeren Schicht des Mehlkörpers sowie in den Kornrandschichten ganz besonders tolle lösliche Ballaststoffe: die Beta-Glucane. Sie sind wahre Zauberstoffe mit unzähligen Wirkungen: Sie regulieren bzw. normalisieren den Blutzucker, verbessern das Sättigungsgefühl, beeinflussen die Darmgesundheit positiv, aktivieren das Immunsystem und senken auch noch den Cholesterinspiegel im Blut auf ganz natürliche Weise. Als Beitrag zur Erhaltung eines normalen Cholesterinspiegels sind laut europäischer Behörde für Lebensmittelsicherheit (EFSA) 3 g Beta-Glucan erforderlich. Diese stecken in 7 EL (70 g) Haferflocken bzw. 4 EL (40 g) Haferkleie. Diese Mengen an Haferflocken bzw. -kleie liefern aber auch 44 g bzw. 24 g Kohlenhydrate. Es empfiehlt sich daher, kleinere Portionen über den Tag verteilt aufzunehmen. Alternativ gibt es auch Nahrungsergänzungsmittel wie Hepalean® (Bodymed AG), die das Beta-Glucan isolieren, d.h. ohne Kohlenhydrate, liefern.

10 Cholin – das Gelbe vom Ei

Cholin ist eine lebenswichtige Substanz, die unser Körper nur in geringem Maße selbst herstellen kann. Deshalb gibt es in manchen Ländern, wie zum Beispiel den USA, konkrete Zufuhrempfehlungen. Bei cholinarmer Ernährung entwickelt sich schnell eine Fettleber. Umgekehrt kurbelt ein Mehr an Cholin die Produktion von Transportproteinen an, die Cholesterin und überschüssiges Fett aus der Leber schleusen. Innereien wie Kalbs- oder Geflügelleber gehören zu den Top-Cholin-Lieferanten. Fisch und Fleisch reihen sich ebenso in die Liste ein. Und auch für Vegetarier gibt es eine hervorragende Quelle: Eier. Schon zwei Eier decken die Hälfte des Tagesbedarfs.

11 Taurin verleiht der Leber Flügel

Taurin ist eine lebenswichtige Verbindung, die wir selbst aus den zwei Aminosäuren Methionin und Cystein herstellen können – jedoch nur in geringen Mengen. Taurin ist für die Ausschüttung von Insulin und die Insulinempfindlichkeit der Zellen wichtig und hilft dadurch, den Zuckerstoffwechsel gesund zu halten. Kaum verwunderlich, dass man gerade bei Typ-2-Diabetikern auffällig häufig niedrige Taurinspiegel findet. Diverse Studien haben bereits belegt, dass Menschen mit Insulinresistenz, Fettleber und Typ-2-Diabetes von einer erhöhten Zufuhr bzw. Supplementation profitieren können. Daher ist eine bewusste Aufnahme über die Nahrung sehr wichtig. Top-Lieferanten sind Meeresfrüchte und Fisch, dicht gefolgt von Landtieren. Für Vegetarier oder Veganer ist ein gutes Nahrungsergänzungsmittel sinnvoll.

12 L-Carnitin – der Turbo für Ihre Fettverbrennung

Der Körper benötigt Carnitin, um in unseren Körperzellen Fettsäuren zu den Kraftwerken der Zellen, den Mitochondrien, zu transportieren. Eine gute Carnitinversorgung hilft, die Fettverbrennung in der Leber anzukurbeln, macht die Zellen wieder empfindlicher für das Insulinsignal und mindert die Entzündungsneigung. Zu den Top-Lieferanten gehört rotes Fleisch wie Lamm- und Rindfleisch, mit etwas Abstand folgen Schweine- und Geflügelfleisch. Generell sind die Landtiere den Meeresbewohnern als Carnitin-Lieferanten überlegen. Vegetarier sollten über die Einnahme eines Nahrungsergänzungsmittels nachdenken, denn selbst Eier- und Milchprodukte liefern kaum nennenswerte Mengen Carnitin.

13 Vitamin E – der Schutzschild für die Leber

Vitamin E schützt die Leber vor Entzündungen, aber unterstützt auch eine bereits entzündete Leber beim Fettabbau und der Wiederherstellung ihrer Funktionsfähigkeit. Vitamin E ist in nennenswerter Menge in Ölsaaten, Ölfrüchten und Nüssen enthalten. Daher sollten ein gutes Pflanzenöl wie natives Olivenöl und verschiedene Nusssorten auf jedem Speiseplan stehen. Mandeln strotzen regelrecht vor Vitamin E und lassen sich besonders in gemahlener Form sehr vielseitig in der Küche einsetzen: von Panaden bis Quicheböden sind der Fantasie keine Grenzen gesetzt. Auch lässt sich Mandelmehl im Austausch gegen Weizenmehl in vielen Gerichten einsetzen.

14 Sparen Sie nicht an wertvollem Fett

Bei einer Fettleber könnte man schnell auf die Idee kommen, man müsse weniger Fett essen. Doch Vorsicht! Genau das Gegenteil ist der Fall: Mehr Fett – allerdings im kalorischen Austausch gegen Kohlenhydrate – unterstützt die Leber sogar bei ihrem Fettabbau. Dies gilt insbesondere für natives Olivenöl und langkettige Omega-3-Fettsäuren (aus Fisch- oder Algenöl). Natives Olivenöl besitzt nicht nur die berühmte Ölsäure, sondern noch zahlreiche Wunderwirkstoffe: Vitamine, Mineralstoffe und zahlreiche sekundäre Pflanzenstoffe. Vor allem Hydroxytyrosol

KILLER-TIPP

Omega-3-Fettsäuren sind nicht gleich Omega-3-Fettsäuren! Pflanzliche Omega-3-Quellen wie Leinöl, Leinsamen, Walnüsse und Rapsöl können nur sehr schlecht vom Körper verwertet werden. Denn anders als tierische Omega-3-Fettsäuren müssen sie vom Körper noch weiter umgebaut werden. Dies funktioniert besonders schlecht, wenn die Zufuhr an Omega-6-Fettsäuren gleichzeitig sehr hoch ist, denn diese sind die Gegenspieler der Omega-3-Fettsäuren. Verzichten Sie daher am besten auf Sonnenblumen-, Maiskeim-, Weizenkeim- und Sojaöl.

sticht besonders hervor: Es hat eine zehnmal höhere antioxidative Wirkung als grüner Tee und schützt dadurch Zellen und Gefäße.
Langkettige Omega-3-Fettsäuren haben unzählige positive gesundheitliche Effekte – auch auf die Leber:

- Sie hemmen Gene bzw. Enzyme, die aus Kohlenhydraten neues Fett aufbauen.
- Sie aktivieren Gene bzw. Enzyme, die die Verbrennung von Fett in der Leber fördern.
- Sie wirken entzündungshemmend und verhindern dadurch vor allem ein »Überlaufen« der Fettzellen – es landet weniger Fett in dafür nicht vorgesehenen Fettdepots, zum Beispiel in der Leber.

Die besten Quellen sind fette Kaltwasserfische wie Lachs, Thunfisch, Hering, Makrele, Sardinen und Sardellen. Fischverschmäher sollten auf ein gutes Fischölpräparat setzen – dabei ist Öl von kurzlebigen Fischen wie Makrele, Sardine und Sardelle im Hinblick auf die Schwermetallbelastung dem von Lachs vorzuziehen. Für Vegetarier und Veganer bieten sich spezielle Algenpräparate an, die ebenso effektiv wirken wie Omega-3-Fettsäuren aus Fischfett.

15 Oft reichen schon 4 bis 5 Kilo weniger

Sie wollen Ihren entgleisten Stoffwechsel wieder richten, schrecken aber vor dem Gedanken zurück, wie viele Kilo Sie dafür verlieren müssten? Dann haben wir eine sehr gute Nachricht für Sie: Sie müssen nicht maximal »abspecken«, um Ihre Leber zu entfetten und Ihren Stoffwechsel zu normalisieren. Vermutlich können Sie es kaum glauben, doch dafür reichen tatsächlich meist schon vier oder fünf Kilogramm weniger auf der Waage – sofern man es richtig angeht.

Für den schnellsten und größtmöglichen Erfolg sollte zudem die Ernährung umgestellt werden, denn eine clevere Kombination der Nahrungsmittel ist genauso wichtig.

Die vier Grundprinzipien dabei lauten:
- wenige Kalorien
- wenige Kohlenhydrate
- genügend Eiweiß und
- das »richtige« Fett

Viele schnell und einfach zubereitete Gerichte, die genau diesen Vorgaben entsprechen, finden Sie in unseren Büchern »Leberfasten nach Dr. Worm« und »Die 4-Wochen-Kur gegen Fettleber«, erschienen im TRIAS Verlag. Alle Rezepte orientieren sich an einer mediterran gestalteten kohlenhydrat-reduzierten Ernährungsweise, auch als »mediterranes Low-Carb« bezeichnet.

Noch einfacher gelingt es den meisten, wenn sie die Intensivphase mit einer Formula-Diät im Rahmen eines Mahlzeiten-Ersatzkonzepts absolvieren. Mehr dazu erfahren Sie in Tipp 16 und in unserem Special-Killer-Tipp (Seite 38). Vergessen Sie auf jeden Fall FDH oder gar Null-Diäten – damit verlieren Sie meist nur wichtige Muskelmasse und der Jo-Jo-Effekt ist schon vorprogrammiert.

16 Shake it, Baby!

Formula-Diäten, bei denen Shakes eingesetzt werden, haben leider lange Zeit keinen so guten Ruf genossen. Mittlerweile haben sie sich aufgrund der guten Studienlage jedoch zu Recht als sehr effektive Therapieoption etabliert. Die Gründe hierfür sind vielfältig:

- Die ersten Erfolge stellen sich schneller ein als bei herkömmlichen Diäten – das erhöht die Motivation ungemein.
- Der Einsatz von Shakes erfordert kein Kalorienzählen und keinen Planungsaufwand – der Kopf ist dadurch auch entlastet.
- Es sind keine Kochkünste erforderlich – keine Chance für Ausflüchte!
- Die Shakes lassen sich überall und schnell zubereiten – perfekt auch für alle, die viel unterwegs sind.
- Shakes sind im Alltag für nahezu jeden geeignet – von der gestressten Mutter über den vielbeschäftigten Manager bis hin zum alleinlebenden, »kochfaulen« Rentner.
- Mit der zeitgleich richtigen Betreuung ist man langfristig am erfolgreichsten – die Shakes sind nicht nur eine tolle Starthilfe, sondern auch Stütze auf dem Weg zu einem gesunden Lebensstil.

Allerdings sollten Sie bei der Wahl eines geeigneten Shakes unbedingt genau hinsehen – leider gibt es auf

Special-Killer-Tipp: Hepafast®

Wollen Sie besonders schnell und erfolgreich etwas gegen Ihre Fettleber tun? Dann probieren Sie den Shake Hepafast®.

Hepafast® vereint aktuelle wissenschaftliche Erkenntnisse auf hohem Niveau: Neben hochwertigem Eiweiß bei gleichzeitig wenigen Kohlenhydraten enthält er zusätzlich alle leberaktiven Wirk- und Ballaststoffe, die Sie bereits kennen gelernt haben: Beta-Glucan, Inulin, Omega-3-Fettsäuren, Cholin, Taurin und L-Carnitin.

Wie wird Hepafast® zubereitet?

Die Zubereitung von Hepafast® ist denkbar einfach: Dreimal täglich dürfen Sie Hepafast® in einem Milchprodukt Ihrer Wahl zubereitet genießen. Klassisch wird gerne Kuhmilch gewählt, daneben sind aber auch Varianten mit Joghurt, körnigem Frischkäse, Quark, Dickmilch oder Buttermilch möglich.

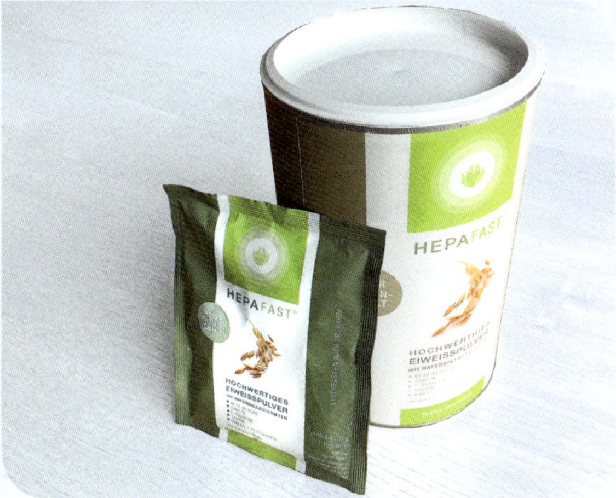

Was dürfen Sie noch essen?

Zusätzlich zu Ihren drei Shakes nehmen Sie noch ein- oder zweimal täglich eine Gemüsemahlzeit zu sich: ob Rohkost mit Dip, gedünstetes Gemüse, Backofengemüse oder Gemüsesuppe – Sie können ganz frei nach Ihrem Geschmack wählen. Wichtig ist nur, dass die Gemüsemahlzeiten maximal 200 kcal extra pro Tag liefern sollten. So bleiben Sie bei einer Gesamtenergiezufuhr von knapp 1000 kcal. Für sicht- und messbare Erfolge sollten Sie sich über 14 Tage so ernähren.

Dieses einfache und klare Konzept kommt vielen Anwendern entgegen. Der feine Vanille-Hafer-Geschmack sowie die ausgezeichnete Sättigungswirkung von Hepafast®, kombiniert mit vielen Variationsmöglichkeiten bei den Gemüsemahlzeiten, tun ihr Übriges – das Durchhalten gestaltet sich erstaunlich einfach.

Wollen Sie abnehmen?

Direkt nach der Intensivphase mit drei Hepafast®-Shakes und ein bis zwei Gemüsemahlzeiten sollten insbesondere Abnehmwillige an den Erfolg anknüpfen: In der Reduktionsphase (etwa sechs bis acht Wochen) werden zwei Shakes und eine mediterrane Low-Carb-Mahlzeit genossen. Die Stabilisierungsphase (etwa vier Wochen) mit einem Shake und zwei mediterranen Low-Carb-Mahlzeiten festigt die Erfolge zusätzlich. Zur groben Orientierung sind 600 kcal pro Low-Carb-Mahlzeit ein guter Anhaltspunkt. Mit unseren Rezepten am Ende des Buches können Sie sich selbst davon überzeugen, wie köstlich und schnell zubereitet solche Low-Carb-Mahlzeiten sind.

Dieses schrittweise Vorgehen ist auch für alle Menschen, die bereits Folge- und Begleiterkrankungen wie einen Typ-2-Diabetes aufweisen, ideal. Sie können Ihre Ziele bestmöglich erreichen und nebenbei eine neue, leberfreundliche Ernährung genussvoll kennen lernen, ohne den Druck zu verspüren, direkt drei Mahlzeiten täglich »perfekt« zubereiten zu müssen.

Wie lange Sie die Reduktions- und Stabilisierungsphase gestalten wollen, liegt in Ihrer Verantwortung. Unverzichtbar sind jedoch in jedem Fall die ersten beiden intensiven Startwochen.

Regelmäßige Auffrischungen, wie ein Fastentag pro Woche mit drei Hepafast®-Shakes und ein bis zwei Gemüsemahlzeiten, sind ebenso überaus sinnvoll und ratsam. So gleichen Sie »kleine Sünden« immer schnell aus und verlieren den roten Faden nicht.

In guten Händen

Was Sie abschließend unbedingt beachten sollten: Hepafast® ist fester Bestandteil des Konzepts »Leberfasten nach Dr. Worm®« und damit immer nur im Rahmen einer kompetenten Beratung vor Ort zu erwerben. Dies hat zahlreiche Gründe: Zum einen kommt eine Fettleber selten allein, sodass häufig schon Begleit- oder Folgeerkrankungen wie Typ-2-Diabetes, Bluthochdruck, Fettstoffwechselstörungen oder Ähnliches vorliegen. Die aufgrund dessen verordneten Medikamente müssen unbedingt überprüft und ggf. angepasst werden. Zum anderen haben wir es schon des Öfteren erlebt, dass erst bei dem geforderten Laborbefund vor dem Start des Leberfastens Stoffwechselentgleisungen, wie erhöhte Cholesterinwerte oder ein Typ-2-Diabetes, erkannt wurden. Wenngleich es zunächst meist ein kleiner Schock ist, ist es für die Betroffenen gleichwohl ein Segen, denn je früher eine solche Stoffwechselstörung erkannt wird, desto besser lässt sie sich in der Regel behandeln. Zu guter Letzt sollen mit diesem Konzept bestmögliche Langzeiterfolge erzielt werden. Mit einem kompetenten Berater an der Seite haben Sie einen Ansprechpartner bei allen auftretenden Fragen, erhalten wertvolle Tipps und praktische Ratschläge - ideale Voraussetzungen dafür, dass Sie langfristig das Bestmögliche für Ihre Gesundheit »herausholen«. Hier finden Sie ein Leberfasten-Zentrum in Ihrer Nähe:
www.leberfasten.com/beratersuche

dem Markt auch viele »faule Eier«. Achten Sie daher unbedingt auf diese Kriterien:

- Molken- und/oder Milchprotein sollten an erster Stelle der Zutatenliste stehen.
- Der Eiweißanteil sollte mindestens 50 g pro 100 g betragen.
- Der Kohlenhydratgehalt sollte unter 10 g pro 100 g liegen.
- Der Zuckeranteil sollte unter 5 g pro 100 g liegen.
- Vitamine, Mineralstoffe und Spurenelemente sollten enthalten sein.
- Viele zusätzliche leberaktive Wirk- und Ballaststoffe wie Beta-Glucan, Inulin, Omega-3-Fettsäuren, Cholin, Taurin und L-Carnitin machen den Shake besonders »leberfreundlich«.

17 Fruchtzucker – die zuckersüße Gefahr

Lange Zeit wurde Fruchtzucker speziell Diabetikern empfohlen – ein folgenschwerer Fehler, wie man heute weiß. Richtig ist, dass Fruchtzucker (Fruktose) den Blutzuckerspiegel nur langsam ansteigen lässt, doch der Preis dafür ist hoch: Da unsere Zellen nur aus Traubenzucker (Glukose) Energie gewinnen können, muss Fruktose in der Leber zunächst in Glukose umgebaut werden. Wenn auf einmal zu viel Fruktose in der Leber ankommt – wie typischerweise nach dem Verzehr von Fruchtsäften, Smoothies oder Saftschorlen –, ist die Leber schnell in ihrer Umwandlungsfähigkeit überfordert. Die Folge: Sie baut aus der

Not Fruktose in Fett um. So kommt es, dass sich selbst so mancher schlanke Hobbysportler eine Fettleber mit den vermeintlich so gesunden Früchte-Smoothies oder Fruchtsäften »angetrunken« hat. Nebenbei entsteht auch noch eine bedenkliche Menge Harnsäure, sodass hoher Fruktosekonsum zudem das Gichtrisiko erhöht.

Meiden Sie daher Ihrer Leber und Gesundheit zuliebe Smoothies, Fruchtsäfte, Saftschorlen, Eistees und ähnlich süße Getränke. Zwei Portionen Obst sind jedoch absolut empfehlenswert, denn diese Menge naturbelassener Früchte enthält nicht viel Fruktose. Zudem ist die Fruktose hier in diversen Bestandteilen »verpackt«

KILLER-TIPP

Die Hälfte des handelsüblichen Haushaltszuckers besteht aus Fruchtzucker, egal ob Sie braunen oder weißen Zucker verwenden. Ein Grund mehr, mit Zucker sparsam umzugehen. Achten Sie bei Fertigprodukten auf die Zutatenliste. Fruchtzucker wird gerne von der Industrie genutzt, weil er noch etwas süßer als Traubenzucker oder Haushaltszucker schmeckt. Oft findet sich auf der Zutatenliste Fruktosesirup, Fruktose-Glukose-Sirup, Invertzucker oder Maissirup (high fructose corn syrup, HFCS) – am besten direkt wieder weglegen! Auch Honig, Agavendicksaft und Ahornsirup enthalten einen hohen Anteil an Fruchtzucker.

(Stichwort Ballaststoffe) und überfordert die Leber daher nicht so schnell.

Besonders empfehlenswerte zuckerarme Obstsorten (weniger als 12 g Kohlenhydrate auf 100 g) sind: Beeren, Papayas, Wassermelonen, Aprikosen, Zwetschen, Pfirsiche, Grapefruits, Clementinen, Orangen, Pampelmusen, Mandarinen, Kiwis und Äpfel. Aber denken Sie dran: Schon zwei Portionen sind ideal und dies entspricht jeweils einer Handvoll (Ausnahme: Bei Beeren sind es zwei Hände voll). Trockenobst sollten Sie generell meiden – hierin ist der Zucker durch den Wasserentzug besonders hoch konzentriert.

18 Ketogene Kost – mehr als ein Hype

Die ketogene Ernährung setzt auf eine extrem kohlenhydratarme Ernährung – also so wenig Zucker und Stärke wie möglich. Zugleich wird der Fettanteil deutlich angehoben. Dabei entstehen beim Fettstoffwechsel Verbindungen, die Ketonkörper oder Ketosäuren genannt werden. Das klappt aber nur, wenn die Kohlenhydratzufuhr auf unter 50 g am Tag beschränkt wird. Ketonkörper entstehen auch beim (Heil-)Fasten, wenn die Nahrungszufuhr sehr gering ist oder gänzlich darauf verzichtet wird.

Die sogenannte Ketose begleitet die Menschheit also schon über Millionen Jahre hinweg und hat bei Nahrungsknappheit das Überleben gesichert: Gehirn und

Muskulatur lernen innerhalb weniger Tage, Ketonkörper als willkommene Energiequelle heranzuziehen. Dies ist auch hinsichtlich des Jo-Jo-Effektes sehr wichtig: Denn nutzt das Gehirn weniger Zucker als Energiequelle, muss beim Fasten entsprechend weniger Zucker über den Abbau von Muskeleiweiß neu gebildet werden – die Muskulatur bleibt bestmöglich erhalten.

Aktuell wird die ketogene Ernährung in der Therapie zahlreicher Erkrankungen erforscht. So zeigten Studien auch bereits äußerst beeindruckende Ergebnisse bei einer bestehenden Fettleber. Und das Beste: Hierzu ist noch nicht mal eine Energiebeschränkung vonnöten. Stark kohlenhydratreduzierte Gerichte müssen nicht aufwendig, können aber gleichzeitig wirklich köstlich sein. Überzeugen Sie sich am besten selbst davon, zum Beispiel mit den Rezepten in diesem Buch (ab Seite 74). Hier besitzt kein Gericht mehr als 16 g Kohlenhydrate pro Portion.

19 Leberfreundliches Essen außer Haus

Sind Sie unterwegs oder im Restaurant, können Sie nicht mehr einfach selbst bestimmen, was genau es wann zu essen und trinken gibt. Das kann zu Unsicherheiten führen. Folgende Tipps helfen dagegen:

- Trauen Sie sich im Restaurant umzubestellen, das ist längst kein Tabu-Thema mehr. Ordern Sie im Austausch gegen Nudeln, Reis oder Pommes einfach mehr Gemüse oder Salat. Den Brotkorb zum Salat können Sie getrost direkt zurückgehen lassen – so kommen Sie gar nicht erst in Versuchung.

- Für Reisen können Sie sich ganz einfach ein leberfreundliches Lunchpaket zusammenstellen – das schont den Geldbeutel und auch Ihre Leber. Hier ein paar Anregungen: Gemüsesticks mit einem leckeren Kräuterquark-Dip, Frikadellen, Falafel oder kalter Braten vom Vortag, Käsewürfel mit Beeren, Nüsse, ein selbstgemachter Salat (Dressing separat mitnehmen) oder Joghurt mit zuckerarmem Obst wie Beeren oder Apfel.
- In der Kantine ist das Salatbuffet immer eine gute Anlaufstelle – machen Sie dabei nur einen Bogen um Möchte-gern-Salate wie Nudel- oder Kartoffelsalat und wählen Sie ein fertiges Essig-Öl-Dressing oder stellen Sie es sich selbst zusammen. Eintöpfe wie Chili con/sin Carne oder Linseneintopf sind in der Regel auch eine gute Wahl, selbstverständlich ohne Brotbeilage. Bei Fleisch- oder Fischgerichten sollten Sie die kohlenhydratreichen Beilagen wie Nudeln oder Kartoffeln immer gegen mehr Gemüse oder Salat eintauschen. Paniertes oder Frittiertes lassen Sie am besten direkt links liegen.
- Ein Geheimtipp »on the road«: der Döner-Imbiss. Hier können Sie sich einen schmackhaften Dönerteller mit Fleisch oder vegetarisch mit Falafel oder Feta und viel Salat und Zaziki zusammenstellen – köstlich und ganz ohne Brot, Pommes und Co. ist das auch für Ihre Leber ein wahrer Genuss.

20 Vorsicht vor flüssigen Dickmachern

Softdrinks, Wellnessgetränke, »Wasser mit Geschmack«, Saftschorlen, Fruchtsäfte … die Liste dieser heimlichen Dickmacher ist unendlich lang. Dabei liefern sie nur »leere« Kalorien, verlassen schnell wieder den Magen und lösen leider keinerlei Sättigungssignal aus. Jedoch bringen sie oft sehr viele Kohlenhydrate bzw. Zucker mit sich und diese landen ungebremst in unserem Blut – unser Blutzucker- und Insulinspiegel fahren Achterbahn, an Fettverbrennung ist nicht mehr zu denken. Wählen Sie daher lieber ein gutes Mineralwasser, das Ihnen schmeckt, und peppen Sie es selbst etwas auf. Ob Zitronen- oder Limettenscheiben, Minze oder Ingwer – der Fantasie sind keine Grenzen gesetzt.

21 Wasser marsch

Häufig wird Durst mit Hunger verwechselt. Das passiert Ihnen ab heute mit diesen Tipps nicht mehr:

- Trinken Sie vor jedem Essen ein großes Glas Mineralwasser.
- Durst ist ein Notsignal – warten Sie nicht darauf, sondern sorgen Sie für eine regelmäßige Wasserzufuhr.
- Nehmen Sie sich eine kleine Wasserflasche »to go« mit.
- Reservieren Sie eigene Wasserflaschen für sich – so haben Sie Ihr Trinkverhalten genau im Blick.
- Stellen Sie sich einen Trink-Wecker zur Erinnerung.

22 So meistern Sie auch Feste leberfreundlich

Es gibt immer einen Grund zum Feiern – und das ist auch gut so! Mit folgenden Tipps können Sie Ihre sozialen Kontakte pflegen und gefährden dennoch nicht Ihren Erfolg:

- Bringen Sie ein leckeres, leichtes Gericht mit. So stellen Sie sicher, dass es zumindest eine gute Wahl gibt.
- Greifen Sie bei Buffets immer zu kleinen Tellern – so essen Sie meist weniger.
- Füllen Sie Ihren Teller zunächst mit Salat oder Gemüse – so schaffen Sie eine gute Basis.
- Meiden Sie »Möchte-gern-Salate« wie Nudel- oder Reissalate. Wählen Sie am besten Gemüsesalate mit Essig-Öl-Dressing.
- Genießen Sie leckere, eiweißreiche Lebensmittel wie Fisch, Fleisch, Geflügel, Hülsenfrüchte, Eier oder Milchprodukte – das sorgt für ein gutes Sättigungsgefühl.
- Lassen Sie Nudeln, Baguette, Brezeln usw. links liegen und gönnen Sie sich lieber ein kleines Dessert.
- Statt eines zuckersüßen Nachtischs ist Käse – gerne in Kombination mit einer kleinen Portion frischer Früchte – eine gute Wahl.
- Orientieren Sie sich in Gesellschaft immer am langsamsten Esser – so schinden Sie Zeit für Ihr Sättigungsgefühl, das Ihnen signalisiert, wenn Sie genug gegessen haben.

- Genießen Sie nur ein Glas von einem alkoholischen Getränk – es liefert nicht nur Kalorien, sondern hat auch eine appetitanregende Wirkung. Am günstigsten ist ein sehr trockener, durchgegorener Wein.

23 Ein Gläschen in Ehren

... müssen Sie nicht immer verwehren. Jedoch gilt auch hier: Die Menge macht das Gift. Ein geringer bis moderater Alkoholgenuss, vor allem in Form von trockenem Wein, ist unbedenklich bzw. sogar eher gesundheitsförderlich – möglicherweise sogar für Ihre Leber. Denn Studien zeigen immer wieder: Mit ein wenig Alkohol ist die Wahrscheinlichkeit, eine Fettleber zu entwickeln, sogar gemindert, denn ein sehr moderater Weingenuss fördert die Insulinsensitivität und mindert die Entzündungsneigung. Bitte beachten Sie aber die Menge: 0,2 l Wein für Frauen und 0,3 l Wein für Männer sind die empfehlenswerte Obergrenze pro Tag. Wenn das bei Ihnen eine appetitanregende Wirkung hat, sollten Sie lieber darauf verzichten. Und bedenken Sie bitte immer: Alkohol liefert natürlich auch zusätzliche Kalorien.

24 Nutzen Sie resistente Stärke

Was haben eingefrorenes und wieder aufgetautes Brot, Nudel- und Kartoffelsalat gemeinsam? Sie enthalten resistente Stärke. Diese entsteht beim Abkühlen oder Einfrieren vorab erhitzter, stärkehaltiger Lebensmittel wie Brot, Kartoffeln, Teigwaren und Reis. Ein Teil der Stärkemoleküle lagert sich dabei um und bildet kristalline Bereiche. Diese sind nicht mehr durch unsere Verdauungsenzyme angreifbar. Die Folge: Die resistente Stärke landet nicht im Blut, kann den Blutzucker nicht erhöhen oder als Energielieferant (Kalorien) herangezogen werden. Und unsere Darmbakterien freuen sich zusätzlich: Sie ist nämlich ein tolles Futter für sie – so wird eine günstige Darmbesiedlung gefördert und es entstehen wiederum kurzkettige Fettsäuren, die im Gehirn eine appetitmindernde Wirkung auslösen.

Scheibenweise eingefrorenes Brot, Nudel- oder Kartoffelsalat sind folglich gute Möglichkeiten, den Gehalt an verfügbarer Stärke und damit Zucker zu reduzieren. Aber denken Sie immer dran: Die Menge macht das Gift – es wird immer nur ein Teil zu resistenter Stärke umgebaut. Deshalb gilt auch hier: Alles mit Maß genießen.

25 It's Coffee Time!!

Studien zufolge geht Kaffeegenuss mit einem geringeren Risiko für eine Fettleber und chronischen Lebererkrankungen wie Leberfibrose einher. Gründe dafür könnten entzündungshemmende und antioxidative Eigenschaften der Kaffeebohne sein oder die Wirkung bioaktiver Verbindungen wie Koffein und Chlorogensäure. Studien zeigen zudem, dass Kaffee die Insulinwirkung verbessert, wodurch Kohlenhydrate besser verstoffwechselt werden. Auch der Darm scheint durch eine Stärkung seiner Barriere vom Kaffeekonsum zu profitieren.

Genießen Sie daher gerne mehrmals täglich eine Tasse – am besten schwarz oder mit einem Schuss Milch. Bedenken Sie bitte, dass Latte macchiato, Cappuccino und Co. leider auch immer noch einige Kalorien on top liefern.

26 Heizen Sie Ihrem Stoffwechsel ein

Würzen Sie Ihre Gerichte gerne scharf – Chili, Cayennepfeffer, Meerrettich und Pfeffer dämpfen den Hunger und kurbeln den Stoffwechsel und damit den Energieverbrauch an.

27 Führen Sie ein »bewegtes« Leben

Genießen Sie jede Möglichkeit der Bewegung im Alltag. Viele kleine Schritte summieren sich jeden Tag und wenn Sie sich erstmal an die neuen Routinen gewöhnt haben, werden Sie sie ganz schnell als selbstverständlich empfinden – versprochen. Lassen Sie also keine Gelegenheit aus, Ihre Muskeln zu aktivieren: Parken Sie Ihr Auto weiter weg und genießen mit stolzem Bewusstsein die zusätzlichen Schritte. Gleiches gilt für U-Bahn, S-Bahn oder Bus: Steigen Sie einfach

KILLER-TIPP

Stehen Sie mal wieder in der längsten und langsamsten Schlange an, ärgern Sie sich nicht! Nutzen Sie die Zeit lieber für ein heimliches Training, ganz ohne zeitlichen Mehraufwand: Spannen Sie Ihre beiden Pobacken für ein paar Sekunden an und lösen Sie die Spannung im Wechsel immer wieder, bis es weitergeht. Auch seitliches Beinheben beim täglichen Zähneputzen lässt sich ganz nebenbei wunderbar in den Alltag integrieren. Sicher finden Sie noch viele weitere tolle Möglichkeiten – seien Sie kreativ!

eine Haltestelle früher aus und laufen Sie die letzten Meter bis zu Ihrem Ziel – je strammer, desto besser. Nutzen Sie jede Sitzunterbrechung: Sie können beim Telefonieren auch ein paar Schritte im Raum machen oder ein schönes entspanntes Telefonat mit dem besten Freund wunderbar bei einem Spaziergang führen.

28 Werden Sie zum Schrittesammler

Wie viel haben Sie sich heute schon mit eigener Muskelkraft bewegt? Leider neigen wir hierbei oft zur Überschätzung. Häufig erreichen wir im Alltag nicht mal 3 000 Schritte – dabei sollten es im Idealfall sogar mehr als das Dreifache sein, nämlich 10 000 Schritte.

Damit Ihnen das nicht (länger) passiert, nutzen Sie einen Schrittzähler, um Ihre täglich zurückgelegten Schritte zu dokumentieren. Mit einer konkreten Zahl vor Augen sind Sie gleich motivierter, Ihr persönliches tägliches Ziel zu erreichen. Starten Sie am besten mit 6000 und steigern Sie sich auf 10000 Schritte pro Tag.

29 Planen Sie sportliche Ich-Zeit ein

Überlegen Sie am besten immer schon sonntags, wie und wann Sie sich in der kommenden Woche sportlich betätigen wollen – seien Sie dabei realistisch und verbindlich. Schreiben Sie die Termine fest in Ihren Terminplaner. Diese Verabredungen mit sich selbst sind mindestens genauso wichtig wie der nächste Friseurtermin, das Treffen mit der Freundin oder der nächste Fußball-Fernsehnachmittag mit Freunden.

30 Lassen Sie Ihre Muskeln spielen

Dick oder schlank? Immer spielt Ihre Muskulatur eine entscheidende Rolle. Muskeln verbrauchen nämlich einiges an Energie – auch im Ruhezustand, selbst wenn Sie schlafen. Daher ist gerade Krafttraining nicht nur für das Abspecken, sondern auch für das anschließende Halten des Gewichts enorm wichtig. Denn je mehr Muskeln Sie haben, desto mehr Kalorien verbrauchen Sie – beim Training, aber auch in absoluter Ruhe auf der Couch vor dem Fernseher. Zudem kommt unmittelbar nach dem Training noch der sogenannte »Nachbrenneffekt« dazu: Nach einem anstrengenden Widerstands- bzw. Krafttraining benötigt die Muskulatur bis zu 72 Stunden, um sich zu regenerieren. Diese zusätzlichen Kalorien verbrauchen Sie ganz unbemerkt nebenbei. Außerdem reagieren trainierte Muskelzellen besser auf das Hormon Insulin und Ihre Zuckervorräte in der Muskulatur werden verbraucht – es wird also wieder Platz für Nudeln, Reis und Kartoffeln geschaffen.

Fordern Sie Ihre Muskulatur am besten zwei- bis dreimal pro Woche. Ideal hierzu ist ein Fitnessstudio, in dem Sie fachkundig angeleitet und so besonders effektiv trainieren werden. Außerdem sind Muskeln die wichtigsten Kohlenhydrat- bzw. Zuckerspeicher. Je mehr Muskelmasse, desto mehr Kohlenhydrate können gespeichert werden – und desto weniger Fett wird in Leber und Fettgewebe abgelagert.

31 Verdienen Sie sich Ihre Kohlenhydrate

Körperliche Aktivität zahlt sich auch auf dem Teller aus. Als grobe Faustregel können Sie davon ausgehen, dass bei Freizeitsportlern in einer Stunde Sport 50 g Kohlenhydratreserven bzw. Zucker (Glykogen) in den Muskeln verbrannt werden, bei weniger Trainierten sind es etwa 30 g. Damit passen wieder entsprechend mehr Kohlenhydrate als Glykogen in Ihre Muskeln – und entsprechend weniger Fett wird gebildet. Diese verdienten »Extra-Kohlenhydrate« können Sie an Trainingstagen genießen und Ihre Low-Carb-Mahlzeit damit aufpeppen.

Verteilungsmöglichkeiten der »Extra-Kohlenhydrate«

Lebensmittel	30 g Kohlenhydrate entsprechen	50 g Kohlenhydrate entsprechen
(Salz-/Pell-)Kartoffeln	200 g	340 g
(Vollkorn-)Nudeln, ungekocht	45 g	75 g
Reis, ungekocht	40 g	65 g
Süßkartoffeln	125 g	210 g
Vollkornbrot	80 g	130 g
Weißbrot/-brötchen	60 g	100 g

32 Vertrauen Sie sich Bewegungs-Profis an

Vielen Übergewichtigen fällt es sehr schwer, sportlich aktiv zu werden. Viele schämen sich für ihre Figur oder ihre Unbeholfenheit. Zudem ist für einen untrainierten Übergewichtigen bereits eine objektiv geringe Belastungsintensität äußerst mühsam. Das ist auch nicht verwunderlich, denn wer 20 oder 30 kg Übergewicht mit sich herumschleppt, dem geht genauso schnell die Puste aus wie einem untrainierten Schlanken, der einen 30-kg-Koffer auf seinem Spazierweg mitführt.

Sie müssen solche Belastungen, beispielsweise längeres flottes Gehen, erst trainieren. Dabei sollte die

Dauer bzw. die Intensität der Belastung kontinuierlich etwas gesteigert werden können. Die bessere Kondition macht sich bald bemerkbar. Für viele erweist es sich als sehr hilfreich, der sportlichen Aktivität in Gruppen von Gleichgesinnten nachzugehen – besonders am Anfang, wenn es noch sehr schwerfällt, den inneren Schweinehund vom Sofa zu schubsen.

Am besten schließen Sie sich einer Gruppe an, die von erfahrenen und einfühlsamen Fitnesstrainern betreut wird. Auch professionell geführte Fitnessstudios sind gute Anlaufstellen. Je besser die Unterstützung und Akzeptanz durch die Umwelt, je realistischer die Ziele und je größer der Faktor Freude bei der Bewegung ausfällt, desto größer wird die Motivation sein, dem Sportprogramm treu zu bleiben.

33 Schenken Sie Ihrem Bauch Beachtung

… vor allem, wenn er sich prall anfühlt. Ein fester, praller Bauch wirkt vielleicht auf den ersten Blick besser als ein »weicher Schwabbel« – gesundheitlich gesehen ist er jedoch höchst riskant. Bei Frauen gilt ein Taillenumfang ab 80 cm als Risikofaktor, bei Männern ab 94 cm – insbesondere, wenn der Bauch sehr fest wirkt.

So messen Sie Ihren Taillenumfang richtig:

- morgens nach dem Aufstehen, nüchtern
- unbekleidet
- aufrecht, seitlich vor einem Spiegel stehend

- in der Mitte zwischen Ihrer untersten Rippe und der höchsten Stelle Ihres Beckenknochens – dabei muss Ihr Maßband nicht zwangsläufig über Ihren Bauchnabel verlaufen
- einmal tief ein- und ausatmen – das entspannt die Bauchmuskulatur, danach ruhig weiteratmen
- Maßband nicht zu fest anziehen
- Spiegelkontrolle: Ist das Maßband verrutscht?
- den Bauchumfang ablesen

Notieren Sie sich am besten Ihre Werte im Verlauf. Haben Sie zusätzlich noch Ihren Body-Mass-Index (BMI) und zwei Laborwerte – die Gamma-GT (Leberwert) und die Triglyzeride (Neutralfette im Blut) – zur Hand, können Sie auch direkt Ihren Fettleberindex (FLI) berechnen (siehe Tipp 35, Seite 59).

34 Verlassen Sie sich nicht auf gute Leberwerte

In vielen Quellen steht, dass »nur« etwa 20 Prozent der Erwachsenen eine MAFLD aufweisen. Diese Zahlen beruhen allerdings meist auf älteren, ungenauen Diagnosestellungen – typischerweise mit den sogenannten »Leberwerten«. Darunter versteht man Proteinverbindungen (Transaminasen), die die Leber für ihren eigenen Stoffwechsel benötigt:

- Aspartat-Aminotransferase (AST)
- Alanin-Aminotransferase (ALT)
- Gamma-Glutamyltransferase (Gamma-GT)

Sind Leberzellen beispielsweise durch die Fetteinlagerungen in ihrer Funktion geschädigt, steigen unter Umständen diese Leberwerte an. Aber normale Leberwerte schließen das Vorhandensein einer Fettleber keinesfalls aus! Diese Leberwerte können – entgegen weit verbreiteter Meinung – unauffällig sein, obwohl man eine satte Fettleber hat. Sie geben für sich genommen leider keine Auskunft über eine Leberverfettung.

Häufig wird eine Fettleber eher als Zufallsbefund bei bereits bestehenden Folge- und Begleiterkrankungen wie Typ-2-Diabetes, Bluthochdruck oder Fettstoffwechselstörungen entdeckt. Daher hielt sich lange der Irrglaube, eine Fettleber sei die Folge dieser Erkrankungen. Heute weiß man, dass sie in den meisten Fällen bereits lange vorher existiert hat und man mit einer erfolgreichen Therapie vermutlich all diesen Erkrankungen hätte vorbeugen können.

Umgekehrt können jedoch deutlich erhöhte Leberwerte für das Vorhandensein einer MAFLD sprechen. Einfach und schnell kann zusätzlich eine Ultraschalluntersuchung der Leber durchgeführt werden. Jedoch lässt sich erst ab einem relativ hohen Leberfettgehalt eine eindeutige Diagnose stellen – je routinierter der Untersucher, desto besser. Ideal ist es, wenn zusätzlich noch der Fettleber-Index berechnet wird (siehe Tipp 35).

35 Machen Sie den Leber-Check

Mit dem sogenannten Fettleber-Index (FLI) lässt sich leicht und schnell abschätzen, wie hoch die Wahrscheinlichkeit ist, dass Ihre Leber zu viel Fett eingelagert hat. Hierfür werden nur vier einfach zu bestimmende Werte benötigt:

- Bauchumfang (siehe Tipp 33, Seite 56)
- Body-Mass-Index (BMI): Körpergewicht / Körpergröße^2

plus zwei Laborwerte:

- Gamma-GT (GGT): ein sogenannter Leberwert
- Triglyzeride: Neutralfette im Blut

Ihren individuellen FLI können Sie damit ganz einfach hier berechnen: www.leberfasten.com/fli-rechner. Liegt der Wert über 60, besteht mit hoher Wahrscheinlichkeit eine Leberverfettung und damit auch ein höheres Risiko für Typ-2-Diabetes, Bluthochdruck usw.

36 Die Waage – Ihr Verbündeter

Einmal die Woche auf die Waage zu steigen, kann enttäuschender sein, als sich jeden Tag zu wiegen. Wieso? Ihr aktuelles Gewicht ist immer gewissen Schwankungen unterworfen. Haben Sie vor Ihrem Wiegetag beispielsweise mehr Salz oder Kohlenhydrate aufgenommen, kann sich mehr Wasser in Ihrem

Körper eingelagert haben – und das wiegt »schwer«. So droht oft Frust, obwohl das Körperfett unverändert oder sogar geschmolzen ist. Vorsicht: Wenn Sie bei Ihrer Diät keine Kraftübungen machen, werden Muskeln abgebaut und dieser Gewichtsverlust ist nicht erwünscht!

Unser Tipp: Notieren Sie sich jeden oder jeden zweiten Tag Ihr Gewicht und bilden Sie nach sieben Tagen den Wochendurchschnitt. So haben Sie einen besseren Überblick und können schnell eingreifen, wenn die Entwicklungen anders laufen als geplant.

37 Eine große Hilfe: kompetente Ernährungsberater

Dieser Punkt ist der wohl am meisten unterschätzte Erfolgsfaktor jeder Therapie und Ernährungsumstellung. Leider wird oft angenommen, dass man mit dem erworbenen Wissen alleine wunderbar klarkomme – und dann ist da plötzlich der Alltag mit seinen mehr oder weniger bekannten Pleiten, Pech und Pannen. Und so schnell wie man die Erfolgsspur gefunden hat, kann man sie leider auch wieder verlieren. Mit kompetenten, gut geschulten Medizinerinnen und/oder Ernährungsberatern an Ihrer Seite sind Sie auch für solche Fälle und alle Fragen, die Ihnen bei der Umsetzung begegnen, gut gerüstet.

Eine solche Beratung darf und sollte sogar etwas Geld kosten – es ist schließlich eine Dienstleistung, ähnlich der Beratung bei einem Anwalt, allerdings günstiger. Oftmals ist auch eine Kostenbeteiligung seitens der Krankenkasse möglich. Wenn Sie also auf langfristigen Erfolg setzen wollen – gerade, wenn Ihr »Leidensweg« schon länger andauert –, sind Zeit und Geld an dieser Stelle sinnvoll investiert.

Achten Sie bei der Wahl Ihrer Beraterin bzw. Ihres Beraters unbedingt darauf, dass sie oder er über entsprechende Qualifikationen verfügt. Bei Ernährungsberatern ist eine Ausbildung zur Diätassistentin bzw. zum Diätassistenten oder ein Studium der Ökotrophologie oder Ernährungswissenschaft ein wichtiger Hinweis. Denn leider ist der Begriff »Ernährungsberater« nicht geschützt. Speziell für die Leberfasten-Kur finden Sie unter www.leberfasten.com/beratersuche kompetente Berater.

38 Werden Sie zum Genießer

Nehmen Sie sich bewusst Zeit und zelebrieren Sie Ihre Mahlzeiten. Dies beginnt schon damit, dass Sie sich zum Essen immer hinsetzen. Wenn Sie jeden Bissen gut kauen, nehmen Sie nicht nur alle Geschmacksnuancen intensiver wahr, sondern senden gleichzeitig wichtige Signale an Ihr Gehirn: Ihr Körper reagiert mit gesteigerter Speichel- und Magensaftproduktion und bereitet so die Verdauung der verzehrten Speisen vor. Zudem weisen Studien darauf hin, dass längeres Kauen einer Mahlzeit besser sättigt.

Auch Ablenkungen während des Essens wie Fernsehen, Telefonieren oder Surfen im Internet führen zu schnellerem und unbewussterem Essen und Trinken. Die Folgen: Wir »überhören« die Sättigungssignale und nehmen viel mehr Kalorien zu uns als nötig. Legen Sie daher vor dem Essen bewusst Laptop und Smartphone zur Seite und erteilen Sie auch dem Fernseher eine Sendepause. Genießen Sie Ihre Mahlzeit bewusst mit allen Sinnen, kauen Sie gründlich und nehmen Sie sich dafür mindestens 20 Minuten Zeit.

39 Klein, aber oho

Die Augen melden dem Gehirn bereits, ob uns die Portion auf dem Teller satt machen wird. Doch die Augen verschätzen sich leicht und lassen uns unseren Teller manchmal zu reichhaltig füllen. Überlisten Sie Ihr Auge: Was nach mehr aussieht, gibt uns eher das Gefühl, satt zu werden. Wählen Sie entsprechend kleine Teller. So erscheint die Portion stets größer und Sie werden schneller gesättigt sein. Dieser Trick ist auch für Buffets sehr sinnvoll, denn gerade hier verlieren wir oft den Überblick.

40 Gute Planung ist der halbe Erfolg

Wann werfen wir am ehesten alle guten Vorsätze über Bord? Wenn wir gestresst sind, keine Zeit haben – oder sich der Hunger bereits breitgemacht hat. Daher ist eine gute Planung das A und O. Idealerweise sollten Sie Ihre Mahlzeiten stets für zwei bis drei Tage im Voraus planen. Die Zutaten für Ihre Wunschgerichte können Sie so gleich beim nächsten Einkauf besorgen und geraten nicht in die Verlegenheit, mit Heißhunger einkaufen und dann noch kochen zu müssen.

Schmeckt Ihnen ein Gericht besonders gut, lohnt es sich immer, die doppelte Menge zuzubereiten. So haben Sie nur einmal Arbeit für zweimal Genießen. Viele Gerichte wie Eintöpfe, Suppen, Aufläufe, Ofengemüse oder Frikadellen schmecken auch am nächsten Tag wunderbar kalt oder aufgewärmt. Oder frieren Sie sie einfach portionsweise ein – so haben Sie im Notfall immer eine gesunde Mahlzeit im Haus.

41 Lassen Sie sich nicht von Ihrem Appetit verführen

Hunger ist eine angeborene Funktion unseres Körpers, um uns vor Unterernährung und Mangelerscheinungen zu schützen. Appetit entsteht hingegen vor allem durch sensorische Reize: der verführerische Duft beim Bäcker, die riesige Auswahl köstlicher Kreationen in der Eisdiele oder die wunderbar herzhaften Gerüche von der Imbissbude. Hinterfragen Sie daher immer, ob Sie wirklich hungrig sind oder ob es sich doch viel mehr um Appetit handelt. Besonders gefährlich ist auch Langeweile. Denken Sie in solchen Situationen immer an das Drei-Mahlzeiten-Prinzip (Tipp 4, Seite 24).

KILLER-TIPP

Erhöhen Sie Ihre Trinkmenge – sehr oft verwechseln wir Hunger mit Durst. Greifen Sie hier immer zu kalorienfreien Getränken wie Mineralwasser oder ungesüßten Tees. Sie werden überrascht sein, wie selten Sie tatsächlich wahren Hunger verspüren werden.

Sollten Sie zwischendurch Hunger verspüren, nehmen Sie Ihre Mahlzeiten nochmal genau unter die Lupe: Wie groß ist Ihre Eiweißportion? Erhöhen Sie diese bei der nächsten Mahlzeit und lassen Sie sich überraschen, welche Auswirkungen dies auf Ihr Sättigungsgefühl haben wird. Auch Ihren Gemüseanteil dürfen Sie natürlich gerne jederzeit noch weiter vergrößern – mindestens die Hälfte des Tellers sollte er stets sein.

42 Setzen Sie Ihr Gewohnheitstier vor die Tür

In unserem Gehirn gibt es ein Areal, das Gewohnheiten abspeichert, die sogenannten Basalganglien. Dieser Bereich ist dafür verantwortlich, dass wir bei gewohnten Handlungen nicht jedes Mal überlegen müssen, was wie zu tun ist. Das ist praktisch, denn Gewohnheiten geben Halt und entlasten von dem Zwang, sich ständig entscheiden zu müssen. So putzen wir uns morgens beispielsweise ganz selbstverständlich unsere Zähne.

Gleichzeitig können diese abgespeicherten Gewohnheiten aber durchaus ihre Tücken haben, denn auch ungünstige Essgewohnheiten können zur Gewohnheit werden: die Chipstüte gehört zum Sofa, der Nachschlag scheint ein Muss und der süße Nachtisch erst recht.

Dieses Gehirnareal wird zum Problem, wenn wir alte Gewohnheiten ablegen möchten, da es unserem bewussten Willen nur schwer zugänglich ist. Der Trick: Die alten Gewohnheiten werden durch neue ersetzt. Dazu muss ein neues Verhalten mit dem alten Auslöser verknüpft und das Bedürfnis der alten Gewohnheit möglichst gleichwertig befriedigt werden.

Machen Sie sich im ersten Schritt bewusst, wieso Sie eine bestimmte Handlung ausführen – zum Beispiel der Griff zur Chipstüte. Geht es beispielsweise auf dem Sofa vor allem darum, etwas zu knabbern, sind Sticks aus Ihrem Lieblingsgemüse mit einem würzigen Dip eine perfekte Alternative – Vitaminpower plus hochwertiges Eiweiß schlagen leere Kalorien!

43 Besonders schädlich: negativer Stress

Negativer Stress (Dysstress) ist wahres Gift für unseren Körper: Große Mengen Stresshormone, wie beispielsweise Adrenalin und Cortison, werden in den Blutkreislauf geschüttet. Ursprünglich sollte dies dazu beitragen, besser kämpfen und schneller flüchten zu können. Heute wird Stress jedoch in der Regel nicht körperlich abgearbeitet, meist wird nur innerlich gekämpft oder geflucht – mit fatalen Folgen für den Körper. Denn Stresshormone bewirken, dass Fett aus den Fettdepots freigesetzt wird. Da es nicht zum Kampf oder zur Flucht benötigt wird, wird es vermehrt in Richtung Bauchhöhle umgeleitet. Hier sitzen besonders viele Cortisolrezeptoren. Diese warten nur darauf, das Fett einzuschleusen. Stress fördert also die Verfettung der Bauchhöhle und der darin befindlichen inneren Organe – zum Beispiel der Leber.

Außerdem führt negativer Stress zum Muskelabbau, was unseren Energieverbrauch senkt. Zudem wirkt Cortisol appetitanregend – vor allem auf energiereiche Lebensmittel mit viel Fett, Zucker, raffinierter Stärke und Salz, kurzum Hungermacher (siehe Tipp 6, Seite 26). Die typische Folge von chronischem Dysstress ist deshalb ein prall mit Fett gefüllter, apfelförmiger Bauch auf Streichholz-Beinen – eine Hochrisikokonstellation.

44 Hilfen gegen Stress

Neben Entspannungsübungen wie progressiver Muskelentspannung, Atemübungen, autogenem Training oder Yoga gibt es noch viele weitere Möglichkeiten, Ihr Stresslevel im Alltag herunterzufahren:

- Planen Sie bereits sonntags Ihre Woche. Seien Sie dabei ganz ehrlich zu sich selbst und entscheiden Sie bewusst, was Sie diese Woche erledigen wollen und was getrost auch auf nächste Woche verschoben werden kann. So handeln Sie selbstbestimmt ohne ständiges schlechtes Gewissen im Nacken.

- Planen Sie jede Woche bewusst und verbindlich kleine Auszeiten für sich selbst ein. Das kann ein Treffen mit der besten Freundin zum Kaffee, eine Massage oder ein kleiner Einkaufsbummel sein – einfach das, was Ihnen gerade guttut.
- Schaffen Sie sich Abendrituale, die Sie zur Ruhe bringen und mit dem Tag abschließen lassen. Das kann eine Tasse Ihres Lieblingstees, ein entspannter Spaziergang, Stricken oder ein paar Entspannungsübungen sein. Entscheiden Sie selbst, was Ihnen guttut, und gönnen Sie sich diese ruhigen Momente. Das wird Ihnen später auch helfen, besser einzuschlafen. Schlafmangel fördert übrigens auch die Cortisolausschüttung.

45 Verkürzen Sie Ihre »Sprechzeit«

Gehören Sie zur Mehrheit der Menschen mit Schlafproblemen? Die gute Nachricht: Sie können besser abspecken und Ihre Leber schneller entfetten, wenn Sie möglichst immer sieben bis acht Stunden gut und erholsam schlafen. Daher empfehlen wir Ihnen: Gönnen Sie sich schon vor dem Zubettgehen Ruhe und geben Sie Ihrem Gehirn die Möglichkeit herunterzufahren (siehe auch Tipp 46). So schaffen Sie beste Voraussetzungen für eine gute Schlafqualität. Und sollten Sie unbedingt erreichbar bleiben wollen, versuchen Sie es doch einmal mit dem »Nicht stören«-Modus Ihres Handys. Bei dieser Einstellung erreichen Sie zwar noch Anrufe und Nachrichten, aber Ihr Handy bleibt stumm.

46 Erteilen Sie sich abends Bildschirm-Verbot

Fernseher, Laptop und Mobil-Telefon sollten einige Stunden vor dem Zubettgehen ausgeschaltet werden, denn jede Information lässt unser Gehirn nochmal auf Hochtouren arbeiten. Damit wird nicht nur das Einschlafen erschwert, sondern auch die Qualität des Schlafs wird herabgesetzt. Das fördert Stoffwechselstörungen und auch Kopfschmerzen, Konzentrationsstörungen sowie Depressionen. Darüber hinaus steigt die Wahrscheinlichkeit, dass wir tagsüber viel mehr essen.

Besonders problematisch sind die modernen Flachbildschirme der Computer, Tablets und Smartphones, da sie »blaues Licht« abgeben, das unseren Tag-Nacht-Rhythmus unmittelbar beeinflusst: Es gaukelt unserem Körper vor, es sei helllichter Tag, und unterdrückt so die Ausschüttung des Schlafhormons Melatonin. Dies überfordert unser Gehirn. Daraus resultieren Unruhe und Gedächtnisstörungen bis hin zu massiven Schlafstörungen. Wenn Sie dennoch vor solchen Bildschirmen Ihre Abendstunden verbringen wollen, dann verwenden Sie Apps, die das Blaulicht wegfiltern.

47 Suchen Sie sich Verbündete

Gehen Sie gegenüber Ihren Mitmenschen offen mit Ihrem Vorhaben um, sich und Ihrer Leber etwas Gutes tun zu wollen. So kommen Sie nicht ständig in Verlegenheit, sich neue Ausreden einfallen lassen zu müssen, um Verführungen aus dem Weg zu gehen. Und wer weiß – vielleicht finden sich in Ihrem Lebenspartner oder Ihrer Lebenspartnerin, einem Arbeitskollegen oder der besten Freundin sogar noch Verbündete? Zu zweit ist bekanntlich alles leichter. Super sind auch Gruppen, in denen Sie sich austauschen und gegenseitig motivieren können.

48 Tanken Sie regelmäßig Sonne

Obwohl Vitamin D unter UV-B-Bestrahlung in unserer Haut gebildet werden kann, findet man bei vielen Menschen eine unzureichende Versorgung vor: Je nach Jahreszeit weisen 60 bis 90 Prozent der Deutschen eine Vitamin-D-Unterversorgung auf. Die Ursachen hierfür sind vielfältig: Aufgrund des niedrigen Sonnenstandes ist zwischen Oktober und April die Intensität der UV-B-Strahlen zu gering, um Vitamin D in der Haut zu bilden. Halten wir uns im Sommer (jobbedingt) selten im Freien auf oder cremen uns bereits bei den ersten Sonnenstrahlen sehr großzügig mit Sonnenschutzmittel ein, ist die Vitamin-D-Produktion mit Sicherheit unzureichend.

Dabei ist Vitamin D nicht nur für unsere Knochen enorm wichtig. Es unterstützt auch unser Immunsystem und aktiviert und sensibilisiert spezifische Gene in Muskel- und Fettzellen für das Insulinsignal. Darüber hinaus wirkt es noch entzündungshemmend. Gut versorgt ist man, wenn der Vitamin-D-Spiegel (25 hydroxy-Vitamin D bzw. 25 OHD) im Blut bei 30 bis 40 ng/ml liegt. Hierfür sollten Sie je nach Hauttyp täglich 10 bis 20 Minuten und Dunkelhäutige sogar 30 Minuten ohne Sonnenschutz und möglichst wenig bekleidet in die Sonne gehen. Aber Vorsicht: Nicht übertreiben! Viel hilft nicht viel, sondern kann ernsthafte Konsequenzen wie Sonnenbrand oder gar Hautkrebs nach sich ziehen.

Im Winter von Oktober bis April sollten Sie auf ein gutes Nahrungsergänzungsmittel zurückgreifen, denn leider findet man Vitamin D nur in sehr geringen Mengen in Fleisch, Milch, Käse und Eiern – hier müssten Sie unmenschlich große Portionen vertilgen, um ausreichend versorgt zu sein.

49 Glimmstängel ade!

Wer raucht, gefährdet seine Gesundheit auf vielfältige Weise – das ist hinlänglich bekannt. Doch wussten Sie auch, dass Rauchen die Insulinresistenz und damit die Hauptursache für die MAFLD verstärkt? Zudem lässt es freie Radikale entstehen, die zu einer Entzündung der verfetteten Leberzellen führen können.

50 Feiern Sie auch »kleine« Erfolge

… und zwar ganz kalorienfrei: Belohnen Sie sich mit einem Friseurbesuch, einem neuen Parfum, schicken Laufschuhen, einem tollen Sportoutfit oder gönnen Sie sich eine wunderbar entspannende Massage – tun Sie sich einfach etwas Gutes und seien Sie stolz auf sich. Es ist sehr wichtig für das Durchhalten, auch immer wieder Zwischenziele zu feiern. Bescheidenheit ist hier fehl am Platz – sprechen Sie gerne darüber, was Sie schon erreicht haben, und holen Sie sich die Bewunderung und Anerkennung ab, die Sie verdient haben.

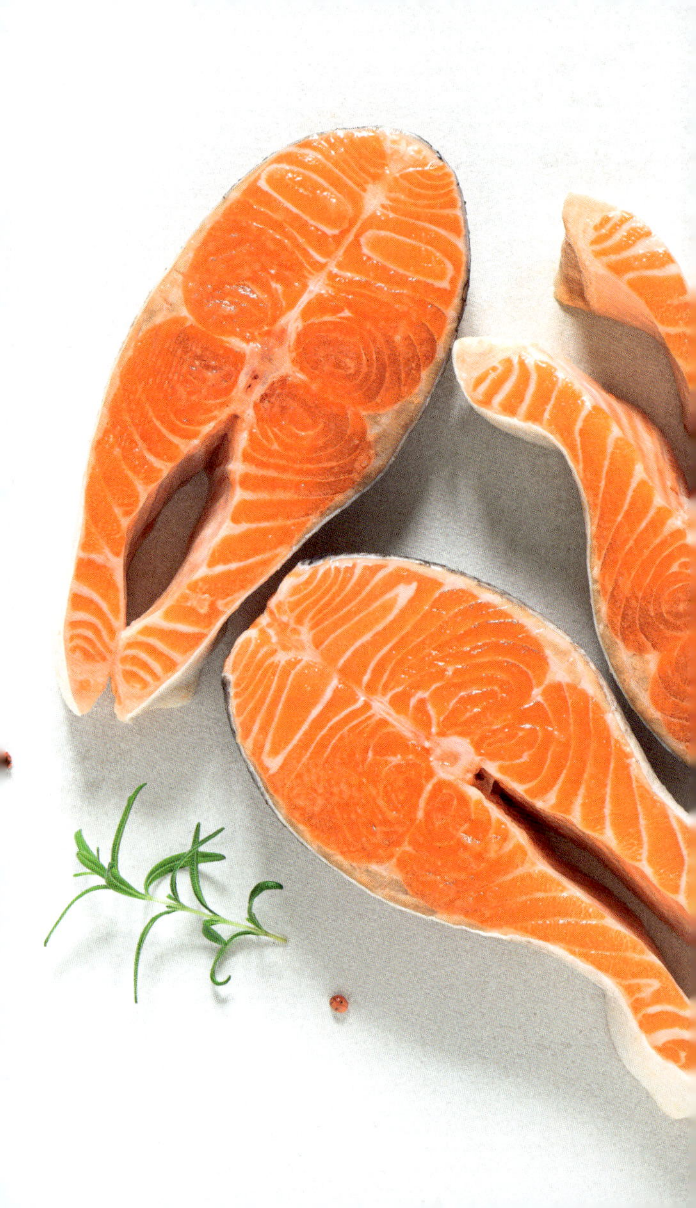

REZEPTE

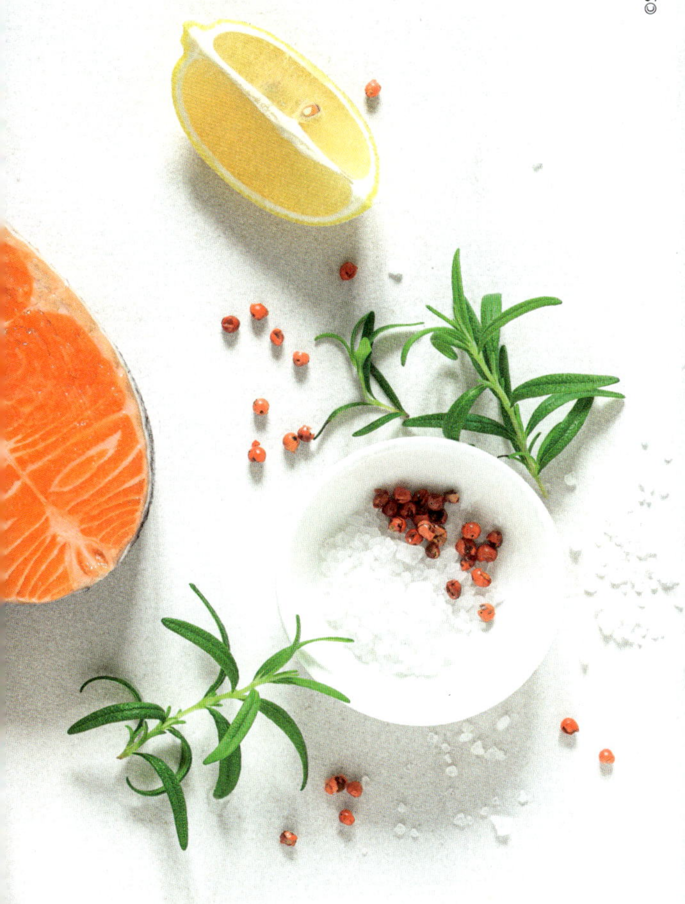

Köstliche Rezepte gegen die Fettleber

Leberfreundliches Essen muss nicht fade oder langweilig sein. Probieren Sie einfach mal unsere Rezepte aus – Sie werden überrascht sein!

Um Ihnen eine leberfreundliche Ernährung schmackhaft zu machen und Ihnen den Einstieg zu erleichtern, haben wir Ihnen zehn leckere Gerichte zusammengestellt. Schwingen Sie den Kochlöffel und überzeugen Sie sich selbst davon, wie einfach und genussvoll eine leberfreundliche Ernährung sein kann.

Alle zehn Gerichte enthalten maximal 16 g Kohlenhydrate, aber gleichzeitig mindestens 25 g Eiweiß, damit Sie sich angenehm gesättigt fühlen. Die Energiedichte (ED, Seite 27) liegt bei allen Rezepten mit Ausnahme der vegetarischen Pizzarolle (mittlere Energiedichte) im niedrigen Bereich. Das bedeutet für Sie: viel Genuss bei gleichzeitig wenigen Kalorien pro 100 g.

Alle Gerichte sind einfach und schnell zubereitet und für zwei Portionen ausgelegt – entweder Sie teilen oder Sie bewahren eine Portion für den nächsten Tag auf. Natürlich steht es Ihnen aber auch frei, nur eine Portion der Gerichte zuzubereiten und dadurch täglich noch mehr Abwechslung beim Essen zu haben.

Abkürzungen und was sie bedeuten

In den Rezepten finden Sie verschiedene Abkürzungen. Das bedeuten sie:

g	Gramm	E	Eiweiß
geh.	gehäuft	KH	Kohlenhydrate
EL	Esslöffel	F	Fett
TL	Teelöffel	Ba	Ballaststoffe
TK	tiefgekühlt	ED	Energiedichte
kcal	Kilokalorien (Energie)		

Luftig-leichtes Frühstück

Quark-Ricotta-Creme mit Heidelbeeren

2 Portionen
10 Min.

250 g Quark (20 % Fett i. Tr.) • 125 g Ricotta (45 % Fett i. Tr.) • Mineralwasser nach Belieben • gemahlene Vanille (Gewürzmühle) • 125 g Heidelbeeren • 1 EL Haferkleie • Zimt

- Quark mit Ricotta cremig rühren, nach Belieben ein wenig Mineralwasser unterheben und mit Vanille würzen.

- Heidelbeeren waschen und verlesen.

- Quarkcreme und Heidelbeeren auf zwei Schüsseln verteilen. Mit Haferkleie und Zimt bestreuen.

Nährwerte pro Portion
300 kcal • 22 g E • 15 g KH • 15 g F • 4 g Ba • ED: 114 kcal/100 g

Zu jeder Tageszeit ein Genuss

Würziges Champignon-Rührei

2 Portionen
15 Min.

250 g braune Champignons • 1 kleine Zwiebel • etwas Schnittlauch • 6 Eier • Salz • Pfeffer • Paprikapulver edelsüß und rosenscharf • 1 geh. TL Butter

- Champignons putzen und vierteln. Zwiebel schälen und fein hacken. Schnittlauch in Röllchen schneiden.

- Eier in eine Schüssel schlagen, würzen und gut verquirlen.

- Butter in einer Pfanne erhitzen und Zwiebel andünsten. Champignons dazugeben und kurz anbraten. Eier hinzugeben und bei mittlerer Hitze etwas stocken lassen.

- Mit einem Pfannenwender vorsichtig alles vermischen, dabei das Rührei nicht zu trocken werden lassen. Mit Schnittlauch bestreut servieren.

Nährwerte pro Portion
300 kcal • 26 g E • 5 g KH • 20 g F • 3 g Ba •
ED: 94 kcal/100 g

Hackbällchen mit dem gewissen Etwas

Mozzarella-Hackbällchen mit buntem Salat

2 Portionen
30 Min.

2 Schalotten • 1 Knoblauchzehe • ¼ mittelgroße Paprika (40 g) • 270 g Rinderhackfleisch • 1 Ei • 1 TL Senf • Kräuter • Chili nach Belieben • Salz • Pfeffer • ½ Kugel Mozzarella (60 g) • 1 EL Olivenöl

Für den Salat

2 Lauchzwiebeln • 1 Landgurke • 150 g Cocktailtomaten • 1 EL Zitronensaft • 2 EL Milch • 1 TL Dijon-Senf • 1 EL Olivenöl • 1 Prise Zucker • Salatkräuter

- Schalotten und Knoblauch fein hacken. Paprika fein würfeln. Hackfleisch mit Gemüse, Ei, Senf und Gewürzen verkneten. Mozzarella und Fleisch in je 10 Teile teilen. In die Mitte jedes Hackteils Mozzarella geben, zu Kugeln formen.

- Für den Salat Zwiebeln in Ringe, Gurke in Scheiben schneiden. Tomaten halbieren. Alle Zutaten für das Dressing gut vermengen, über den Salat geben.

- Hackbällchen in Öl bei mittlerer Hitze abgedeckt von allen Seiten anbraten.

Nährwerte pro Portion

500 kcal • 39 g E • 19 g KH • 35 g F • 3 g Ba • ED: 115 kcal/100 g

Salatgenuss deluxe

Feldsalat mit kross gebratenem Lachs

2 Portionen
25 Min.

Für das Dressing
100 g Joghurt (3,5 % Fett) • 1 EL Olivenöl • 1 EL Dijon-Senf • 1 EL Zitronensaft oder Kräuteressig • 1 TL Honig • Salatkräuter • Salz • Pfeffer • 1 Knoblauchzehe, gepresst
Für den Salat
200 g Feldsalat • 125 g Cocktailtomaten • 1 mittelgroße Karotte • 1 kleine rote Zwiebel • 6 Walnusshälften • 1 EL Olivenöl • 2 Lachsfilets à 150 g • Salz • Pfeffer

- Alle Zutaten für das Dressing miteinander vermengen. Salat waschen, verlesen und trocken schleudern. Tomaten halbieren. Karotte schälen und raspeln. Zwiebel fein hacken. Salat und Gemüse in eine Schüssel geben. Walnüsse klein brechen und dazugeben.

- Olivenöl erhitzen. Lachs darin von beiden Seiten anbraten, salzen und pfeffern. Kurz in der Pfanne ruhen lassen.

- Dressing über den Salat geben und alles gut vermengen. Salat und Lachs auf zwei Tellern anrichten.

Nährwerte pro Portion
500 kcal • 35 g E • 10 g KH • 36 g F • 3 g Ba • ED: 120 kcal/100 g

Ein köstliches Sommergericht

Chicken Caprese

2 Portionen

25 Min.

100 g Rucola • 2 kleine Tomaten (160 g) • ½ Kugel Mozzarella • 2 Hähnchenbrustfilets à 200 g • 1 EL Olivenöl • Salz • Pfeffer • 1 Knoblauchzehe

Für das Dressing

2 EL Olivenöl • 3 EL dunkler Balsamicoessig • 3 EL Milch • Salatkräuter • 1 TL Tomatenmark • 1 geh. TL Senf

- Backofen auf 180 Grad Ober-/Unterhitze vorheizen. Rucola waschen, verlesen und trocken schleudern. Tomaten und Mozzarella in dünne Scheiben schneiden.

- Hähnchenbrust der Länge nach halbieren. Öl erhitzen und Fleisch ca. 3 Min. von jeder Seite scharf anbraten. In eine Auflaufform legen. Knoblauch pressen und über dem Hähnchen verteilen. Mit Tomaten und Mozzarella belegen. Ca. 10 Min. überbacken.

- Zutaten für das Dressing in ein Schraubglas geben, verschließen und gut schütteln. Rucola und das Dressing auf zwei Tellern verteilen und das Hähnchen mittig platzieren.

Nährwerte pro Portion

500 kcal • 55 g E • 9 g KH • 27 g F • 2 g Ba • ED: 121 kcal/100 g

Fix zubereitet und wunderbar sättigend

Deftige Erbsensuppe

2 Portionen
20 Min.

2 Schalotten • 1 Knoblauchzehe • 1 TL Butter • 200 g Erbsen (TK) • 500 ml Gemüsebrühe • 125 g Schinkenwürfel • 3 EL Kräuter-Frischkäse (17 % Fett abs.) • Pfeffer • 1 Prise Muskat

- Schalotten und Knoblauch schälen, fein würfeln. Butter in einem Topf erhitzen, Schalotten und Knoblauch andünsten, Erbsen und Gemüsebrühe zufügen. Aufkochen lassen und ca. 5 Min. garen.

- Schinkenwürfel und Frischkäse zufügen, im Mixer oder mit einem Stabmixer fein pürieren. Mit Pfeffer und Muskat abschmecken und nochmal aufkochen lassen.

Nährwerte pro Portion

300 kcal • 26 g E • 16 g KH • 13 g F • 6 g Ba •
ED: 64 kcal/100 g

Low-Carb-Nudelgenuss

Zucchininudeln mit Lachs-Tomatensoße

2 Portionen
20 Min.

1 große Zucchini • 1 Zwiebel • 1 Knoblauchzehe • 4–5 braune Champignons • 1 EL Olivenöl • 1 Dose gehackte Tomaten (400 g) • 1 Stremellachs (125 g) • 1 geh. EL Kräuter-Frischkäse (17 % Fett abs.) • Kräuter der Provence • Chili • 40 g geriebener Parmesan

- Zucchini mit einem Spiralschneider in nudelähnliche Streifen schneiden. Zwiebel und Knoblauch fein hacken. Champignons halbieren und in feine Scheiben schneiden.

- Öl in einer Pfanne erhitzen. Zwiebel andünsten, Champignons und Knoblauch dazugeben und unter Wenden kurz mitdünsten. Tomaten hinzugeben und aufkochen lassen. Lachs mit der Gabel in mundgerechte Stücke teilen. Mit Frischkäse und Gewürzen zur Tomatensoße geben und abschmecken.

- Zucchini-Nudeln dazugeben und alles gut vermengen. Auf zwei Teller verteilen und mit geriebenem Parmesan bestreuen.

Nährwerte pro Portion
400 kcal • 28 g E • 13 g KH • 25 g F • 5 g Ba • ED: 75 kcal/100 g

Ein »Wohlfühlgericht«

Rinderfilet mit Karotten-Fenchel-Gemüse

2 Portionen
30 Min.

1 Schalotte • 1 große Karotte • 1 mittelgroße Fenchelknolle • 2 EL Olivenöl • 75 ml Gemüsebrühe • 2 Rinderfilets à 150 g • Pfeffer • 2 EL Kräuter-Frischkäse (17 % Fett abs.) • Kräuter nach Belieben, z. B. Schnittlauch • Salz

- Backofen auf 180 Grad Ober-/Unterhitze vorheizen. Schalotte fein hacken. Karotte in Scheiben schneiden. Fenchel halbieren, Strunk herausschneiden und Knolle in dünne Spalten schneiden. Fenchelgrün hacken.

- 1 EL Öl erhitzen, Schalotte andünsten. Fenchel und Karotte kurz mit anbraten, Gemüsebrühe zugießen. Zugedeckt ca. 10 Min. köcheln lassen.

- Rinderfilet von beiden Seiten pfeffern. Fleisch in 1 EL Öl von beiden Seiten 2 Min. anbraten. In Alufolie gewickelt für 7 Min. in den Ofen legen.

- Frischkäse zum Gemüse geben, offen aufkochen lassen, ggf. Wasser nachgießen. Vom Herd nehmen, Kräuter und Fenchelgrün dazugeben, abschmecken.

Nährwerte pro Portion
400 kcal • 36 g E • 11 g KH • 21 g F • 5 g Ba •
ED: 84 kcal/100 g

Herzhafter Ofengenuss

Buntes Ofengemüse mit Halloumi

2 Portionen

10 Min. + 25 Min. Backzeit

1 mittelgroße Aubergine • 1 mittelgroße Zucchini • 1 mittelgroße Paprika • 7–8 braune Champignons • Kräuter der Provence • Paprikapulver edelsüß • Paprikapulver rosenscharf oder Chili • Salz • Pfeffer • 4 EL Olivenöl • ½ Packung Halloumi (125 g)

- Ofen auf 220 Grad Ober-/Unterhitze vorheizen. Aubergine, Zucchini und Paprika in mundgerechte Stücke schneiden. Champignons halbieren oder vierteln. Alles in eine Auflaufform geben.

- Gewürze und Olivenöl darüber verteilen und gut durchmischen. Sparsam salzen, da der Käse auch salzig ist. Halloumi in Stücke schneiden und oben darauf verteilen. Für ca. 25 Min. im Ofen garen.

Nährwerte pro Portion

500 kcal • 25 g E • 7 g KH • 43 g F • 5 g Ba • ED: 105 kcal/100 g

Lecker-leichter Pizzagenuss

Vegetarische Pizzarolle

2 Portionen

20 Min. + 10 Min. Backzeit

Für den Boden

120 g geriebener Gouda • 3 geh. EL Quark • 2 Eier • Salz • Pfeffer

Für den Belag

4 Champignons • 1 kleine rote Zwiebel • 100 g Feta (45 % F. i. Tr.) • 100 g gehackte Tomaten • Kräuter der Provence • 1 Prise Zucker • Basilikum • 1 Handvoll Rucola

- Ofen auf 175 Grad Ober-/Unterhitze vorheizen. Gouda mit Quark und Eiern verrühren, salzen und pfeffern. Auf einem mit Backpapier ausgelegten Blech verteilen. 15 Min. backen.

- Champignons und Zwiebel in Scheiben schneiden. Feta würfeln. Tomaten mit Kräutern und Gewürzen abschmecken. Basilikum unter die Tomaten heben.

- Fertigen Boden mit Tomatensoße bestreichen, den Rand aussparen. Mit Gemüse und Feta belegen. Ca. 8–10 Min. backen. Pizza auskühlen lassen, Rucola darauf verteilen, aufrollen und die Rolle halbieren.

Nährwerte pro Portion

500 kcal • 36 g E • 4 g KH • 39 g F • 1 g Ba • ED: 158 kcal/100 g

Stichwortverzeichnis

A

Alkohol 49
Appetit 63

B

Ballaststoffe 28
Beta-Glucane 31
Bewegung 51, 55
Buffet 48

C

Carnitin 32
Cholin 31

D

Durst 47

E

Eiweiß 23
Energiedichte 27
Ernährungsberater 60

F

Feiern 48
Fett 34
Fettleber, alkoholische 11
Fettleber-Index 17, 59
Fettleber, nicht alkoholische 12
Formula-Diäten 37
Fruchtzucker 42, 43

G

Getränke 47, 64
Gewohnheiten 64

H

Hepafast‹sup›®‹/sup› 38

I

Insulin 13
Inulin 30

K

Kaffee 50
Kalorien 25
Kohlenhydrate 26, 54
Krafttraining 53

L

Leberwerte 57
Lunchpaket 46

M

MAFLD 12

N

NAFLD 12

O

Obst 43
Omega-3-Fettsäuren 34

R

Rauchen 70
Restaurantbesuch 45

S

Schlafen 22, 67
Shakes 37
Sport 55
Stärke, resistente 49
Stress 65, 66

T

Taurin 32

V

Vitamin D 69
Vitamin E 33

W

Wasser 47
Wiegen 59

Z

Zucker 43

Bibliografische Information der Deutschen Nationalbibliothek
Die Deutsche Nationalbibliothek verzeichnet diese Publikation in der Deutschen Nationalbibliografie; detaillierte bibliografische Daten sind im Internet über http://dnb.d-nb.de abrufbar.

Programmplanung: Uta Spieldiener
Projektmanagement: Sabine Ilg
Redaktion: Ursula Brunn-Steiner, Vaihingen/Enz
Bildredaktion: Christoph Frick

Umschlaggestaltung: Thieme Group
Layout: CYCLUS · Visuelle Kommunikation, Stuttgart

Bildnachweis:
Umschlagfoto und Bild S. 1: Cover Image source: ©hcast/stock.adobe.com
Fotos im Innenteil: S. 8/9 ©New Africa/stock.adobe.com; S. 20/21 ©Alexander Raths/stock.adobe.com; S. 39 ©Christoph Frick; S. 72/73 ©Sea Wave/stock.adobe.com
Autorenfotos: Sandra Eckhardt, München (Worm); Sonja Saur Photography (Kiefer)

1. Auflage 2021

TRIAS Verlag in Georg Thieme Verlag KG
Rüdigerstraße 14, 70469 Stuttgart, Germany
www.trias-verlag.de

Printed in Germany

Satz und Repro: Fotosatz Buck, Kumhausen
Gesetzt in Adobe Indesign CS6
Druck: AZ Druck- und Datentechnik, Kempten

Gedruckt auf chlorfrei gebleichtem Papier

ISBN 978-3-432-11334-0

Auch erhältlich als E-Book:
eISBN (ePub) 978-3-432-11335-7

4 5 6